U0026018

男人的定時炸彈 前列腺
PROSTATE

台大醫院泌尿部主治醫師 **蒲永孝** 著

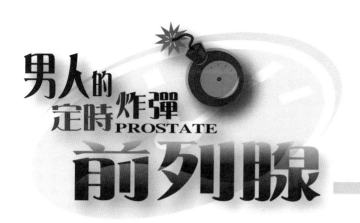

男人的定時炸彈 PROSTATE 前列腺

健康可貴，擁抱健康

　　從2001年開始，董氏基金會《大家健康》雜誌陸續出版了「保健生活」系列相關叢書，包括有《與糖尿病溝通》、《做個骨氣十足的女人—骨質疏鬆全防治》、《氣喘患者的守護》等書。

　　透過這系列書籍的出版，我們期待國人能意識疾病對身體的威脅，體認身體健康的重要，從書中瞭解各種疾病的成因，日常預防照護的知識，進而能身體力行這些受用的保健常識。我們也關心不幸被疾病侵襲的民眾，在這系列的書中，都介紹了疾病術後應注意的事項及相關的醫療知識。

　　2003年我們出版了《男人的定時炸彈—前列腺》一書，前列腺（PROSTATE）又叫攝護腺，是男性獨有的器官，位在膀胱的下方，所引發也是男性特有的疾病。

　　前列腺癌在1994年首次超越膀胱癌的死亡率，成為台灣地區男性泌尿疾病的頭號殺手，並且差距逐年拉大。而從台灣男性十大癌症的死亡率排行榜也可以看出，前列腺癌已從10年前的第十位，一路攀升到去

年的第七位，這項男性特有的疾病，確實值得注意瞭解。

　　本書出版兩年後，因為民眾需求反應，加上近兩年來治療上又有新的突破進展，我們決定重新修訂再版，也特別感謝作者蒲永孝醫師在百忙中，特地再次更新許多值得參考的統計數字，並提供了近兩年中出現的治療新知，在內容上有近1/3的內容增修，使得本書更加完整，內容更為實用，希望本書的修訂再版能讓更多朋友受惠，同時再一次提醒預防保健的重要。

董氏基金會董事長

董瑞虎

推薦序
年老後更須重視疾病處理

　　2003年8月SARS侵台幾個月後，大家正在恢復正常生活，台大醫學院泌尿科蒲永孝副教授，也是台大醫院泌尿部主治醫師，要我為他寫的這本書作序，在後SARS時，我們的生活起居都應恢復常態，因此對這本和男人日常生活有密切關係的書在這時候出現，覺得特別有意義，因此就毫不猶疑地答應下來。

　　蒲醫師把前列腺的三大主要疾病——前列腺肥大、發炎及癌，由基本的解剖學開始，說到生病時的症狀、分類、治療，都能用深入淺出的方式告訴大家，甚至連如何保養、飲食、運動都有所著墨，讓大家能了解這個腺體的疾病，而且有正確的觀念，期能不會諱疾棄醫，使大家更健康。三種前列腺疾病中，以前列腺癌最為嚴重，因為它會致命，書中很清楚的告訴我們，台灣人的前列腺罹患率／死亡率從過去根本排不上名次，到最近已篡升到癌症發生率的第七位，可見前列腺癌，確實是台灣男人愈來愈重要的疾病。其他兩種前列腺的疾病雖然一般而言不會致命，但如有了問題，卻也會令人受不了，嚴重的影響生活

的品質。上了年紀的男人大都逃不過這一關，什麼時候要處理？如何處理？蒲醫師在書中都有很適切的說明，一般人很容易看得懂。

蒲永孝副教授是一位敬業而且有耐心的好醫師，在醫學研究的領域中，他也有很好的表現，是台大醫學院和台大醫院不可多得的人才，更難得的是他對民眾教育，不僅具有熱忱，更能付諸實踐，因此才由財團法人董氏基金會安排出版了這本書。我覺得很值得鼓勵，所以樂予為序，並加以推薦。

台大醫學院院長

陳定信

推薦序

養成自我的健康管理

　　前列腺疾病與年紀、遺傳、壓力、工作環境等因素，均有相關性，隨著人口老化，前列腺疾病病人日益增加。此外，藥物使用、飲食習慣等因素，據臨床實驗結果，有些藥物會加重前列腺疾病的排尿症狀，飲食習慣則與前列腺疾病高度相關，尤其攝取過多脂肪，容易罹患前列腺癌。在歐美，前列腺癌已是男性最好發的癌症，國人可能因為飲食西化、檢驗技術進步以及人口老化等因素，致使病人數在近幾年快速累積，幾乎有凌駕全亞洲之勢，值得國人與衛生機關的重視與警惕。

　　據行政院衛生署統計，國人前列腺癌的死亡率與發生率，均呈逐年增加的趨勢。2002年前列腺癌死亡率，已躍升至國人男性癌症死亡排名第八位，奪走了750位寶貴的生命，近幾年來，國內每年更有超過千位以上的新病例被診斷出來。回顧以往的臨床紀錄，1979年國內僅有98位前列腺癌新病例，1995年增至884位，至1999年已大幅攀升至1,777位，在1979至1999年二十年期間，總計增加了17倍之多，據臨床估計，

2003年可能會有近3,000名新病例，增加的速度相當驚人。倘若以年齡層與存活率觀之，前列腺癌好發年齡在65至75歲之間，近年來，由於醫學進步，經由早期的診斷與各種有效的治療方法，前列腺癌的五年存活率可達70%左右。

　　蒲永孝醫師以豐富的醫學涵養，細膩的人文關懷，由一般民眾與病友的角度，深度檢視男性專有的前列腺疾病。本書有別於一般醫學專書，內容不但含括了前列腺所有常見的疾病，也因為特別注重以口語表達，深入淺出，非常清楚易懂。本書的出版，得以給社會大眾正確的醫學衛教知識，必將有助於日常生活的自我健康管理。

敏盛醫療體系總裁

李克德

推薦序
樂於汲取知識

　　前列腺是一個神秘的器官，在人體內它的功能並不十分清楚，但造成的困擾卻不少。許多哺乳動物的前列腺發育不完整，但人類的前列腺發育卻很好，而且不像全身其他器官，隨著年齡老化而萎縮，前列腺卻愈老愈肥大，而且細胞還會不斷增生，因此非常有趣，值得生物科學家們進一步研究探討。

　　蒲永孝醫師是個做事認真負責的人，這可以從這本書中，對於各種前列腺疾病，鉅細靡遺的描述與解說看的出來。這就像一位專家在現場詳細地，以病人聽得懂的語言，一字一句的傳達臨床醫學知識。雖然這是一本以病人角度出發的衛教書籍，但是，由於內容廣泛而深入，其實也適合醫學生、實習醫師，或其他非醫師的醫療從業人員，如護理師或藥師閱讀。相信可以茅塞頓開，有很大助益。

　　感謝董氏基金會精心策畫這本書的出版，也衷心期盼有更多此類好書，以提升社會大眾的健康意識。

台大醫學院病理學科教授

雖小處亦可觀也

　　就醫的人常常有一個經驗，就是有病痛去看門診時，所問的問題得不到看診醫生的明確回答，原因可能是醫生忙於一堆掛號的病人，時間有限，無法詳細地回覆就診者的問題。一則是就診者的病因太過複雜，涉及專業，醫生一時之間難以完整回覆。

　　但敢問的還算是好的，這表示患者對於自己的身體相當重視，最怕的是有的民眾患病，別說是對醫生大膽提問，甚至連去看診都不敢。

　　據統計，前列腺癌在1994年首次超越了膀胱癌的死亡率，而且差距逐年拉大。目前前列腺癌是台灣男性第七位好發的癌症。在亞洲黃種人的世界中，台灣是高好發率國家，其年齡標準化發生率比新加坡、日本、韓國和大陸都高。估計2005年台灣的新病例數，可能增加到2,500人。十年內，前列腺癌可能快速增加，成為男性第四位好發癌症。

　　科學與醫學的進步，已經能解決大部分的生存問題，但是前列腺的問題長久以來都未受到國人重視，原因可能是國情問題，凡是涉及生殖方面或泌尿系統

的問題，中國人一向礙於情面，怎可宣之於口。

醫者都知道醫治病人是終生職志，但要醫生執筆為文，詳解所學所知，教化民眾，可不是所有醫生能做到，原因是醫生忙於第一線的救治工作，光是日常生活作息都有可能受到影響，何況是用餘力來傳遞衛教觀念。

蒲永孝醫師在「男人的定時炸彈──前列腺」一書中，以五大篇章，如「非關癌症的前列腺疾病」、「良性前列腺肥大」、「前列腺癌」、「預防保健」及「Q＆A」，有系統地詳列前列腺的問題與解決之道，讓一般民眾能由淺入深，藉由書中的詳細說明，得悉日常保養的重要性。

第五篇的「Q＆A」，更是完整地虛擬發問者與醫者之間的互動，此項最能滿足不明所以者的疑惑。本人看到此章，也能想見作者著書的用心。對於前列腺方面的問題，太多人只知其一卻不知其二，知其然卻不知其所以然，有心的人只要詳讀本書，相信都能從不解或一知半解中得到想要知道的答案。

前列腺的問題人口逐年遞增，這是大家應該關心的一件事，預防勝於治療，也是大家都知道的防治之道，但現今有很多中老年人，儘管重視養生問題，一

遇到病痛，卻始終畏病忌醫，如此終年累月，往往讓很小的問題演變成大問題。所以本人在此呼籲大眾，多關心自身及親友身體上的小問題，養成有病便求診的觀念，要知道雖小處亦可觀也，莫讓小病成為大病，才是現代人正確的保健養生觀念。

行政院衛生署署長

侯勝茂

修訂版推薦序
透過飲食與運動來預防

　　飲食與運動是在談各類保健議題時一直被強調的重點，很多人認為是老生常談，也有人困擾於滿腹保健知識，卻不知該如何做起？但是無論如何，飲食與運動仍是強身健體、維護健康的不變鐵則。

　　「購買健康，而不只是購買醫療」是現代化醫療保健服務的目標，許多人以為，尋求醫療服務是維護健康的唯一法門，事實上，它能影響健康的分量只有10％，其他90％都是遺傳、環境和生活習慣造成。

　　可是，在我們的生活當中，一般人對於健康促進、維持健康的體會不大，也因此形成倚賴醫療、偏好吃藥，而忽視日常保健與疾病的預防。遺傳，我們能掌控的部分不多；環境，則有賴大家再努力；生活習慣卻是自己可以提醒與調整，且維持效益最高的養生之道。

　　前列腺疾病在各類疾病中，是一項善於潛藏卻會造成嚴重後果的疾病，從日常生活的飲食及運動可以達到預防的效果，也可以避免罹病後昂貴的器材或是藥物手術治療的成本。

從實際的數據得知，當脂肪攝取量只占飲食總熱量的15～20％時，發生致死前列腺癌的機會將會大幅降低；其次，運動能消耗掉身體過多熱量，降低血中脂肪量，進而間接減少罹患前列腺癌的發生機率。

飲食與運動，兩者相輔相成，相得益彰。期待透過本書作者蒲永孝醫師豐富的臨床經驗與醫學研究，幫助讀者找到預防前列腺疾病的方法，常保健康並維持良好的生活品質。

台北市政府副市長

葉金川

作者序

預防疾病，別再「早知如此」！

很感謝董氏基金會如此有心，促成這本書的完成。從設計、定大綱、採訪、初稿、複稿、完稿、掃圖及表格製作到排版，非常用心，使這本書如期呈現在國人面前。

這是我寫的第二本中文前列腺相關書籍，但是這本書，完全是由一般民眾的角度出發，如同一個有了症狀的病人，心中有無數的問題，急著想一股腦兒地向醫師問個明白。因此在製作上，就由一位外行人，就一般人可能有的症狀，開始發問，再導入疾病發生的原因，討論並說明各種臨床上的檢查方法，最後是各種治療方法優劣的比較。目的是讓已有症狀，或已診斷有前列腺疾病的人，能多一些參考資訊，也讓有興趣或關心家人（尤其是上了年紀的長輩）的人，有一充足的衛教資料查詢。

前列腺之所以被稱為「男人的定時炸彈」，是因為它平常潛伏在骨盆腔深處。年輕時，一般人感覺不到它的存在；但是年老時，又造成相當比例的男性朋友很大的困擾，甚至因前列腺癌，而奪走其寶貴的生命。就像一個定時炸彈，只知它在年老會出現危險，

但不知何時會爆發出來。

隨著醫學的進步，前列腺神秘的面紗被逐漸揭開。良性前列腺肥大的症狀明顯，治療效果立竿見影，且併發症少。而自從有了早期篩檢的方法，前列腺癌也能在很早期被偵測出來，使得治癒的機會大增，因此這顆「定時炸彈」，可以說威脅大減，極易在爆發前，就將其拆除。

台灣人口老化的現象益形嚴重，這也代表著，前列腺疾病的人口數將大幅增加。國人的飲食習慣，已經不再是農業時代的粗茶淡飯，已臻精緻、過油、過甜、熱量過高。這些不但不健康，不利於前列腺疾病的預防，且有助長許多疾病發生的不良影響，例如：大腸直腸癌、乳癌、前列腺癌、高膽固醇、高尿酸症(或痛風)、高血壓、糖尿病、心血管疾病、血管硬化、腦中風等等。坊間一些「不健康」的飲食，常以帶有健康的字眼作廣告，造成民眾不慎或不察。廣告，宣傳媒體連番轟炸之下，原本不易築起的健康常識城牆，被夷為平地，破壞殆盡。人們注重的不是事前的預防，例如飲食的控制，反而是如最近在美國控告銷售漢堡的速食店，令其健康受損後，才要求鉅額賠償。媒體焦點是求償訴訟及金額大小，卻忘了背後絕佳的衛教時機。

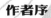

　　我在醫院內，主要是治療泌尿系統腫瘤的病人，例如：膀胱癌、腎臟癌、前列腺癌等。10多年來，看了太多「早知如此，何必當初」的例子，某些明顯的致癌因子，如抽菸、不健康的飲食習慣等，在許多癌症病人身上都追溯得到。一旦發病，只有後悔莫及。妙的是，像戒菸、改善飲食習慣等，過去病人屢試屢敗的事情，在診斷癌症確定後，變得非常容易，一次OK。

　　這本書，趕在前董氏基金會的董事長—嚴道博士逝世一週年前出書，大半也是為了紀念他。他一生經歷多采多姿，饒富傳奇，連走的時候，都不拖泥帶水。生前數年，雖然罹患前列腺癌，但他反而以自己為例子，鼓吹健康意識，正確的就醫觀念，百分百地與醫師配合，雖然後來稍微受到疾病所苦，卻不以為意，不斷地給周遭的人安全感與歡樂。他最後不是死於前列腺癌，等於戰勝了前列腺癌這個頑強的敵人。

　　最後，再次感謝雅馨，大山，偉文及董氏基金會的朋友們，促成這本書的出版，希望它能對國人的健康貢獻一點力量。

台大醫院泌尿部主治醫師

蒲永孝

健康向前走

　　很高興這本書在初版兩年後，又要再版。這表示讀者還不少，希望絕大多數都是健康長壽沒有病痛的讀者。

　　寫這本書的目的，是有鑑於國內有關前列腺疾病的中文書籍太少，能讓一般大眾充分瞭解內容的書更少，因此本書用極淺顯易懂的方式，提供充分的醫學知識。

　　本書將初版的內容作過修改，提供更多更新的統計數字，及這兩年中出現的治療新知，希望對大家有所幫助。

台大醫院泌尿部主治醫師

蕭永孝

前言

前言
改善整體生活品質

　　隨著年齡步入中年，部分男性朋友面對尿池時，逐漸喪失了「暢通無阻」的快感，此時，大多數都是前列腺出了問題。前列腺是男性才有的器官，不會影響「生命」，但會影響「生殖」。男性若去除前列腺，就如同結紮。

　　一般來說，非癌症的前列腺疾病有兩大類型：前列腺發炎及良性前列腺肥大。男性過了40歲，大部分的人前列腺會有腫大的現象，稱良性前列腺肥大，主要是因尿道周圍的前列腺組織增生，好發在50歲以上的男性，60多歲以上的男性約有50％的機會產生前列腺肥大。

　　男性其實是無法預防前列腺肥大的發生，邁入中老年就不可避免，但卻可以預防它的惡化，避免形成排尿問題，它的病態很多，必須考慮每位患者的病情、全身狀態來決定治療方針，同時要進行最高的生活品質的恢復治療。

　　壓力大時，很容易引發前列腺發炎。尤其是慢性前列腺炎的突然惡化。

　　不論哪一種，都與生活或工作上的壓力高度相關，尤其特別疲累時，容易出現症狀。目前已經有大量的醫學文獻指出，壓力與免疫系統有關，壓力大時，免疫系統受到抑制，發炎、感染的機率隨之增高。

　　絕大多數的前列腺發炎多是年輕人，由微生物感染所引起。原因大多是先有尿路感染，才造成前列腺發炎，出現疼痛症狀。有一些人則是因為做了前列腺切片，引起的急性細菌性前列腺炎。通常這種症狀的治療效果不好，病人比較容易焦慮、神經質，常睡不著，容易煩人。病人蠻辛苦，隨時感覺會陰部有個東西，坐下來也不舒服，小便痛，尤其慢性前列腺發炎，治不好，症狀又不舒服，需要有專門的醫師或醫療團隊給予照顧、治療，舒緩他們的不適。

　　近三十年來，由於人口老化、飲食習慣的改變，以及血清前列腺特異抗原的廣泛使用，前列腺癌有快速增加的趨勢。目前國內衛教、藥物治療和手術治療跟國外發展沒有什麼差別，倒是前列腺癌在治療方面得改善。因為前列腺癌的死亡率很低，在醫療上容易輕忽。

　　充足的營養、規律的運動，以及愉快的心情，不

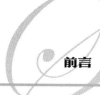

僅對平常人達到預防的效果，對於前列腺癌病人更是有助益，其中的關鍵就在於能幫助提升免疫系統，使身體從各項手術中恢復過來，因此改善整體生活品質。這不只對前列腺的問題有益，也是達到身體健康的不二法門。

在忙碌的生活之中，如果能每隔一段時間，仔細地檢視身體的健康狀況，不僅可以早期發現疾病，也能讓自己更珍惜健康。前列腺疾病是一項可以控制良好的疾病，只要在生活習慣中多加注意。對於本書，你可以依著順序閱讀，也可以任意從其中一個單元切入，同樣可以了解到前列腺疾病的各種類型。這本書的書名叫作《男人的定時炸彈—前列腺》，希望病患與家屬都能閱讀，因為患者的病情，是可以因為家人的關懷、照顧等因素而得到更好的控制與效果。

我們由衷地期盼，這本書能帶給讀者更健康美麗的人生。

非關癌症的前列腺疾病

1-1 用症狀判斷健康

剛過完六十大壽的陳經理神采奕奕地回到公司，跟一群高階主管開年度會議，隨著議程進行，會議時間愈來愈長，眼尖的李廠長突然發現陳經理屁股好像長刺，一副坐立難安的樣子。李廠長隨即發言，建議中場休息十分鐘，立刻獲得大家同意。

這時，陳經理以飛快的速度衝向洗手間，等回到會議桌時，他特別走到廠長旁說聲謝謝。李廠長笑說，因為他父親最近經常頻尿，坐在椅子上時常常不舒服，好像壓到什麼東西，後來才知道前列腺有問題，他建議陳經理找時間去泌尿科檢查一下。

前列腺（prostate）又稱為攝護腺，是男性獨有的器官。前列腺位置處在膀胱下方，圍繞著前列腺部尿道（prostatic urethra），上接膀胱頸，下接膜狀尿道（membranous urethra），是一個實心的腺體，中間有尿道和射精管穿過，內有許多蜂巢狀的小腺體單位，最後匯流到前列腺部的尿道。（見圖1-1）

年輕人的前列腺大小有如一個栗子或核桃形狀，大小約4×3×3公分，總重量約20克，前面是恥骨聯合，後方緊跟著直腸。前列腺被叫做「神秘的器官」，

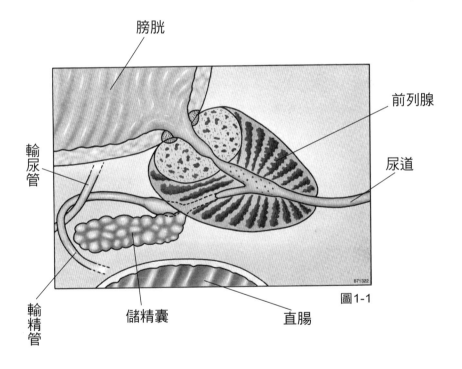

膀胱

前列腺

尿道

輸尿管

輸精管

儲精囊

直腸

圖1-1

因為它的功能到目前為止還不太清楚。

前列腺是一種腺體，會分泌前列腺液，分泌液沿著數十條腺體的分泌小管，分泌至前列腺部尿道。

前列腺液構成精液的一部分，約占總精液容積量的20～30％，前列腺分泌液是一種稀薄的乳狀液，含有多量的檸檬酸、酸性磷酸酶、膽固醇、精蟲素與鋅等酵素和金屬元素。前列腺液的作用也許是為了維持精蟲的生命力和活動力，而前列腺液某些成分也可能是為了保護生殖泌尿道，以避免遭受細菌侵犯。

前列腺出現問題時的症狀

當前列腺出現問題時，主要的症狀是解小便不順暢，這些症狀不見得老年人才有，年輕人也會發生。如果是前列腺發炎，小便可能會變細、頻尿、解小便時會有疼痛感，會陰部也會有怪怪腫脹的感覺，坐下來的時候好像壓迫到什麼東西，產生不舒服或疼痛、脹痛，或者一直想要解大便，這是因為前列腺的後方是直腸，前列腺發炎時，直腸附近也會受到刺激所造成。

非癌症的前列腺疾病種類

一般來說，非癌症的前列腺疾病有兩大類型：前列腺發炎及良性前列腺肥大。

I 前列腺發炎（prostatitis）：

前列腺發炎可分成急性和慢性兩種，分別是：

一、急性前列腺發炎：這種發炎多源自細菌性的急性感染，病人的症狀包括發燒（可能高於38度半以上）、發冷（先發冷再發燒）、頻尿、解尿時疼痛、會陰疼痛，以及尿道有分泌物。

二、慢性前列腺發炎：可能是微生物感染引起的慢性發炎，或是非微生物感染造成的組織發炎。病人的症狀有會陰疼痛、陰囊或尿道不舒服、頻尿、解尿疼痛、射精疼痛，甚至出現精血症。但是慢性前列腺發炎通常沒有發燒。

慢性前列腺炎是一種很廣泛的症候群，致病原因有很多種。一般來說，慢性前列腺炎可分成三種：第一種是細菌性的，尿中或前列腺液內有白血球，可以培養出細菌。第二種是沒有細菌，但白血球數目增加。第三種是，尿中或前列腺液內都檢測不出有白血球或細菌，卻一直有發炎的症狀或感覺。

什麼是精血症？

精血症是指精液裡帶點血，這只是個現象，多好發於年輕人，而且絕大多數是良性的，通常會有前列腺發炎的症狀或儲精囊（seminal vesicle）發炎。

II 良性前列腺肥大（benign prostate hyperplasia，或 hypertrophy簡稱BPH）：

良性前列腺肥大也是以小便的症狀為主，症狀表現比前列腺發炎溫和一點，也不會發燒、發冷或坐下來的時候感覺不舒服，小便時通常也不會痛。主要的症狀是，小便變細，頻尿或急尿等，嚴重時會完全尿不出來。

良性前列腺肥大又可分為兩大類症狀。

一、阻塞性症狀（obstructive symptoms）：主要的症狀包括小便變細，需稍微等一下才解得出來（大約5～30秒），有的人可能會斷斷續續地解尿，有的人穿上了褲子又尿出來，因此經常弄濕褲子，有的人則有殘尿感（解完尿後仍有尿脹的感覺）。

殘尿感，這是膀胱代償機能已失常所致。平常膀胱收縮時，可以把尿排出去，一直到排空，但是當膀胱的收縮力量減退，解尿解到一半，膀胱的收縮動作

就停止了，尿不能被解乾淨，導致殘尿（正常人大約有會少於20c.c.的殘尿），如果殘尿很多，例如超過300～500c.c.，就會造成慢性或急性尿滯留（urine retention），也就是完全解不出尿來。

這是因為前列腺部的尿道阻塞久了，膀胱收縮的代償功能失調。當尿道的阻力升高，膀胱需要用力才能把尿壓出來，剛開始還可以增加收縮力量，把尿壓出去，但可能尿柱變細，或「啟動」需花一點時間，久而久之，膀胱收縮力量減弱，這時候就容易出現刺激性症狀。

二、刺激性症狀（irritative symptoms）：主要症狀有頻尿、夜尿、急尿及尿失禁。

頻尿：正常人一天解尿約5～8次，如果出現刺激性症狀，可能一小時甚至十分鐘就要解一次尿。老人家通常不太記得白天解尿的次數，不妨觀察或詢問他夜晚爬起來上廁所的次數。一個晚上爬起來上廁所一次算正常，兩次還算可接受範圍，三次以上就不正常了，需要就診。

急尿：通常，正常人從有尿意感到感覺膀胱很脹，可以等1～2小時，甚至更長。但是急尿的人想解尿時卻沒辦法等，有時從有尿意感到非解尿不可，只

能再忍2～3分鐘，甚至連一分鐘都憋不住。

非癌症的前列腺疾病除了發炎和前列腺肥大兩種之外，還有其他少見的類型，例如前列腺囊腫、前列腺梗塞、先天性輸精管阻塞等。

大致來說，最常見的類型仍然是前列腺肥大。以台大醫院為例，這些少見的類型，每年診斷數大約只有個位數，然而前列腺肥大的新病例，每年卻有上千個，必須接受手術的病例約200～300個。

如何區分尿道發炎、腎結石與前列腺疾病症狀？

一般來說，尿道發炎也會有小便的症狀，疼痛、頻尿、解尿完還想再解。至於腎結石，這只是尿路結石的一部分。

尿路結石包括腎結石、輸尿管結石、膀胱結石及尿道結石。腎結石與前列腺疾病比較沒有關係，輸尿管及膀胱結石的症狀，有時跟前列腺疾病的症狀很相似。

輸尿管結石

如果是下端輸尿管結石，因為會刺激膀胱的神經，使膀胱處於緊張狀態，會一直想要收縮，因此會出現頻尿、殘尿感、急尿等類似前列腺疾病的症狀。

膀胱結石

　　症狀與前列腺疾病更為相似，因為膀胱結石會刺激膀胱黏膜及神經，造成局部發炎導致頻尿，甚至因解尿解到一半，結石卡住膀胱出口，而使小便中斷。

該如何評估風險

年紀愈大，風險愈高

　　年紀愈大，罹患前列腺疾病的風險也愈高，全身上下只有一個器官是隨著年紀愈大而愈增生肥大，那就是前列腺。

　　不過，絕大多數的前列腺發炎多是年輕人，由微生物感染所引起。原因大多是先有尿路感染，例如因為多重性伴侶，不乾淨的性行為或性病，細菌從尿道進入，造成前列腺發炎，甚至順著輸精管跑到副睪丸，造成副睪丸炎，形成陰囊腫大，出現發燒、疼痛症狀。有一些人則是因為做了前列腺切片，引起的急性細菌性前列腺炎。

　　如果是年紀較長者前列腺發炎，多半與前列腺肥大有關。因為受到阻塞，尿無法解乾淨，容易有殘尿，滋生細菌，這是導致感染的危險因子。

　　男性的尿道很長，約20～30公分，而女性的尿道只有4公分，細菌很容易從陰道，甚至肛門附近跑到尿道膀胱內，所以女性得膀胱炎的機率比男性高很多。

　　無庸置疑的，罹患前列腺肥大的風險，與年紀密切相關，隨著年紀愈大，風險也就愈高。

前列腺肥大有不同的定義

很遺憾地，就如同流行性感冒一樣，目前醫學上，很難精確統計國人罹患良性前列腺肥大的盛行率，只能粗估，因為牽涉到定義的問題。

良性前列腺肥大（BPH）有三種定義：

一、組織學上的定義：

通常，男性35～40歲以上，若作前列線的組織切片，就可以看到一些平滑肌細胞、腺體增生的現象。因此從組織學的定義，我們可以說從35～40歲以上，即有良性前列腺增生（或肥大）的現象。

二、前列腺的大小來定義：

45～55歲的男性，前列腺內開始長出大約數毫米至一公分的小結節，造成前列腺的體積膨脹起來，相對於年輕人的前列腺，其肛門指診可以摸到前列腺腫大，但是此時病人大多數仍沒有症狀，只是前列腺有腫大的情形。

三、以出現症狀來定義：

是指以病人因前列腺肥大出現小便的症狀，來做

定義。但是，症狀非常主觀，有些人可能很能忍耐，但有些人則不能忍受一點點的頻尿。這些人大多是50～55歲以上的男性，通常是因為前列腺肥大而出現小便症狀，這其中約二至三成需要治療，不管是藥物或手術治療。

　　前列腺肥大症會因為地區不同，在盛行率的統計上有很大的差別，有些地區甚至高到八至九成（指60歲以上）。在醫療資源豐沛的地區，病人只要有前列腺肥大的現象，就會就醫尋求治療，因此盛行率高，鄉下的居民傾向忍耐，不便就醫，因此盛行率低，這也是很難有精確統計數字的原因之一。

與遺傳有關…

　　在前列腺疾病中，前列腺癌被認為與遺傳有關。許多研究已經發現，有前列腺癌家族史者，罹患前列腺癌的機率較高。

　　通常，如果一等親以內有前列腺癌病例，那麼發生前列腺癌的機率是一般人的2～4倍。如果是二等親，雖然罹患前列腺癌的機率較低，卻仍有統計上顯著的危險值。而且，有疾病家族史的人，多半較年輕（40～60歲）時就會發病，必須更為警惕。

此外，前列腺肥大方面，雖然還沒有確切的數字，但醫學界認為與遺傳因子也有關係。

至於前列腺發炎，到目前為止，沒有任何證據顯示與遺傳有關。

前列腺肥大與性行為無關

過去，人們以為性行為頻繁容易引起前列腺肥大，其實根本沒有證據顯示兩者有關。反而是導致前列腺發炎的機率較大，原因可能是多重性伴侶，或與衛生習慣有關，好比包皮經常包住龜頭，進行性行為時才會露出來，如果清潔工作欠佳，容易引起細菌感染。

與壓力息息相關

壓力太大，很容易引發前列腺發炎。尤其是慢性前列腺炎的突然惡化。

不論哪一種，都與生活或工作上的壓力高度相關，尤其特別疲累時，容易出現症狀。目前已經有大量的醫學文獻指出，壓力與免疫系統有關，壓力大時，免疫系統受到抑制，發炎、感染的機率隨之增高。

壓力與前列腺肥大也有關係。膀胱頸（膀胱出口）與前列腺部的尿道由甲型交感神經支配，人緊張時，甲型交感神經興奮，膀胱頸及前列腺部尿道口徑變小，使尿道縮小，因此解尿困難。這裡要特別釐清的是，壓力會影響前列腺肥大的症狀，但是對肥大的程度或速度卻沒有影響。

如果本來就患有前列腺肥大的人，平時要懂得解壓，尤其工作壓力大，工作時間長，在電腦前久坐的人，因為長時間固定的坐姿，會使骨盆腔充血情況更為嚴重，而出現更嚴重的小便症狀。

工作環境也會影響

患有前列腺肥大的人最須避免久坐、久蹲、久站，因此，前列腺疾病與工作環境絕對休戚相關。

計程車司機為了生計，大街小巷跑，不容易找停車點，稍作休息或上廁所，因而久坐、憋尿，易使前列腺疾病的症狀惡化。

另外，在高溫環境下工作，好比鍋爐作業員或廚師，一到用餐時間，餐廳廚師忙得不可開交，喝水喘氣的時間有限。一旦流汗多，水又喝得少，尿相對比較少，容易導致發炎。等到能休息喝水時，可能一下

子喝太多水，導致膀胱膨脹過速，收縮力會減低，影響膀胱的收縮功能，因此可能會遺留大量殘尿，甚至完全解不出來。

學校老師也要格外留意，雖然有10分鐘下課時間，但是學生們可以一窩蜂地搶進廁所，老師則又要面對少數家長或問問題的學生，或處理行政事務，時間一耽擱，10分鐘過後又開始上課，責任感強的老師又不願遲到，只好繼續上50分鐘的課，沒時間喝水或上廁所，同樣容易出現憋尿的狀況或引起發炎。

不須擔心自己的運動類別

有些男性擔心是否會因為運動型態較為劇烈，因不當撞擊下腹部或下背部可能引起前列腺疾病，其實機會很低。

前列腺屬於很深層的身體器官，可說被保護得很好，即使連跳箱運動也不至於傷害到前列腺。有一種稱為「馬鞍型的傷害」（straddle injury），即人從高處掉下來，跨坐到欄杆，導致括約肌部位的尿道斷裂，即使如此，前列腺也幾乎不會受到傷害。

比較常見的運動後傷害，應該是肝、脾臟破裂，或者是膀胱破裂，原因是有些人一下子喝太多酒，膀

胱脹脹的，又與人起爭執或跟人打起架來，一拳打在下腹部，或一腳踢在下腹部，就有可能發生膀胱破裂。

3種應謹慎使用的藥物

　　有些藥物會加重前列腺疾病的排尿症狀，使用上要特別謹慎。

　　就前列腺肥大來說，有幾種藥物應盡量避免，第一種是感冒藥中治療流鼻水、鼻塞的藥，含有抗組織胺的成分。第二種是暈車藥，也含有抗組織胺，吃了能安定神經、易嗜睡。第三種是止瀉劑，裡頭有抗乙醯膽鹼。

　　抗組織胺和抗乙醯膽鹼類的藥物，會使膀胱的收縮力量減弱，使尿液不易排空，甚至發生尿滯留，解不出尿來。因此，許多年紀大的男性，吃了感冒藥後，常常解尿突然變困難了，或是完全解不出尿來。

　　最後一項是荷爾蒙製劑，男性荷爾蒙就是一種前列腺細胞的生長因子，如果有前列腺疾病的症狀，尤其前列腺癌或前列腺肥大，應該避免使用男性荷爾蒙，以免症狀惡化。有些植物或動物性荷爾蒙所隱藏的風險也經常被忽略，像是國人常使用的保健食物－

蜂膠，或以為可以「吃什麼就補什麼」的動物睪丸，
甚至胡亂使用中藥，這些都可能使原本已有的症狀更
形惡化，也可能增加罹患前列腺疾病甚至前列腺癌的
風險。

讓你更健康的飲食習慣

　　除了上述提到的蜂膠、動物睪丸這些日常飲食中
含有的荷爾蒙，可能改變體內荷爾蒙的平衡，因而可
能影響前列腺疾病的發展之外，其實早在六○年代後
期，就已經有許多研究證實，飲食與前列腺疾病高度
相關，尤其攝取過多脂肪，容易罹患前列腺癌。

　　有一項實驗結果發現，大量存在於食用油和其他
多元不飽和脂肪的亞麻油酸（linoleic acid）會刺激前
列腺癌細胞的生長，而且亞麻油酸的腫瘤轉移刺激作
用是所有脂肪中最強的。

　　美國癌症學會曾經針對75萬人進行調查研究，結
果發現，肥胖者罹患致命性前列腺癌的機率明顯高於
標準體重的人。尤其當男性年紀愈來愈長，又經常坐
著，少活動，體內的脂肪比例漸增，瘦肉漸少時，荷
爾蒙濃度也會跟著發生變化，增加罹患前列腺疾病的
機會。

　　醫師建議，將飲食習慣改為少油、少鹽、少糖、高纖的飲食方式能降低某些脂肪酸的血中濃度，除了可能可以減緩前列腺癌症的惡化，也可減少罹患前列腺疾病的機會。（更進一步的飲食建議指南，請參考本書第四章。）

得過哪些疾病會增加罹患前列腺疾病的風險？

　　一般而言，經常泌尿系統發炎，譬如結石的人，可能會增加罹患前列腺疾病的機會。結石中常常含有許多細菌在裡面，細菌被包在結石的結晶裡，在病人體力較差，或免疫力低下時，會造成感染發炎，影響泌尿系統的功能。

Men's Health Note

覺得身體有異狀嗎？記錄下來與您的醫師討論。

1-3 有哪些前列腺疾病的健康檢查

　　男性定期接受健康檢查時，可做以下幾項前列腺的檢查。原則上，以下幾項檢查並非都是健康檢查的必做項目，應該依照症狀或臨床需要，採取不同的檢查方式（見表1-1）。

50歲以上，加做肛門指診及前列腺特異抗原

　　我們建議，台灣地區的男性，50歲以上應在年度健康檢查項目中，包括兩個必要檢查：肛門指診及前列腺特異抗原。但如果三等親以內有前列腺癌家族史，最好45歲以上就每年接受這兩項檢查。

表1-1 前列腺疾病的健檢項目

檢查項目	檢查內容或方式	與前列腺疾病的關係
尿液常規檢查（UA）	驗尿，尿液檢查能早期發現有無尿路感染、血尿、蛋白尿或糖尿的可能。	檢查是否有前列腺發炎、前列腺出血等現象。
前列腺特異抗原（PSA）	驗血，查看血清中的腫瘤指標高低。PSA是前列腺腺體分泌的前列腺液中特有的一種蛋白，許多前列腺的良性或惡性疾病，包括前列腺肥大、發炎等，都會使PSA值上升。	這是目前臨床上最有價值的前列腺檢查，可檢查是否有前列腺發炎、前列腺肥大或前列腺腺癌。數值愈高，就愈可能是前列腺腺癌。定期檢查PSA，能早期篩檢診斷前列腺癌。
肛門指診Digital Rectal Examination（DRE）	醫師用食指伸入肛門直腸內，觸摸位於直腸前方的前列腺，憑著觸感及經驗辨識病患的前列腺體積是否變大、有無硬塊、是否對稱。	檢查有無前列腺之硬塊，是否有左右大小不對稱。若有，則懷疑有罹患前列腺癌的可能。也可看是否前列腺癌已侵犯超出前列腺被膜，協助分期診斷。
尿流速率檢查Flow Rate Study（FR）前列腺液檢查	病人漲尿後，對著一編斗狀的尿液流速儀解尿。可檢查病患解小便的速度。醫師在肛門指診時，用手指擠壓前列腺，使其分泌液由尿道口流出後，予以收集或做解小便時收集，然後在顯微鏡下檢查或做細菌培養。	這是客觀的檢查小便流速，作為前列腺肥大病人追蹤治療效果之用。如果含有過多的白血球或細菌，表示可能有前列腺發炎。
前列腺經直腸超音波檢查（Transrectal ultrasonography of the prostate, TRUS-P）	以一特置的超音波探頭，伸入直腸內，向前掃描前列腺之影像。	可仔細觀察前列腺之結構、形狀及大小等，作為手術前或癌症之評估。

1-4 如何治療前列腺炎

3類慢性前列腺炎的治療方式

慢性前列腺炎有三種類型：

一、細菌性前列腺炎（bacterial prostatitis）：細菌性感染造成，前列腺液中可發現白血球，也可以培養出細菌。

二、非細菌性前列腺炎（non-bacterial prostatitis）：培養不出細菌，但是前列腺液中有白血球，表示有發炎現象。

三、前列腺痛（prostadynia）：既培養不出細菌，前列腺液中也沒有白血球。

如果是第一種類型的發炎，使用抗生素治療，通常效果不錯。

第二、三種類型的發炎使用抗生素，效果不會太好。通常約半數的患者，不管如何治療，症狀仍會持續。可能與心因性因素有關，建議給予復健型的治療，避免前列腺充血、發炎，多做運動，不要站、坐、蹲太久，隔個半小時就起身動一動，走一走、抬抬腳或稍微蹲下、起身反覆做幾次。平常可多進行提肛運動（凱格爾運動）或一些伸展運動。放鬆心情，

避免辛辣食物或不規律的起居。前列腺按摩對部分病患有改善的效果。

另外，洗澡時可採坐浴，將下半身泡在熱水裡，促進血液循環，讓身體放鬆。有時候，我們會給促進血液循環藥物、肌肉鬆弛劑或精神安定劑，協助患者緩解症狀。

藥物有哪些副作用？

原則上，以上這些治療方式沒有太大的副作用，只有少部分人會出現某些症狀：

一、服用抗生素：有些人可能會出現過敏症狀及腸胃不適等，極少數人，服用過久，可能造成腎臟或肝臟功能損傷，或是因為長期服用抗生素，導致正常菌落受到影響，細菌都死光了，而在某些地方長出黴菌來。

二、服用安定劑：吃多了容易出現嗜睡現象，工作或生活變得不起勁。

建議治療計畫

如果是細菌性前列腺炎，通常吃4～6星期抗生素就可以了。

如果是非細菌性前列腺炎或者前列腺痛，採用的復健治療，就必須進行到症狀改善或消失為止。

建議每天泡熱水澡一次，溫度不要太燙，以免肌肉過度收縮。凱格爾提肛運動，每天至少4～5次，每次10～15分鐘，如果能有空就做，效果更好，你可以利用看電視、等公車、等捷運的時間動一動。

凱格爾運動有兩種，一種是慢慢地、持續性地收縮骨盆肌肉直到夾不住，再放掉。另一種是快速地縮放、縮放。建議你可以這兩種交替做，效果不錯。

其他物理治療

柔軟操、伸展運動、凱格爾運動、泡熱水澡，都是不錯的物理治療方式，既簡單又方便，平時可以多多從事，將可有效緩解症狀。

凱格爾運動

第一階段：察覺如何正確收縮骨盆底肌肉。

第二階段：站立時用力夾緊臀部，讓臀部肌肉向上提肛，緊閉肛門，保持肌肉收縮5秒鐘，再慢慢放鬆5秒鐘後，再重複收縮，延續這動作20次以上。（運動時，呼吸照常，身體其他部位是放鬆狀，特別是腹

部）。

第三階段：

1. 在日常活動中進行，逐漸增加強度。

2.坐姿、站姿、躺姿、隨時隨地皆可做。

3.每次排尿時，可做數次使尿流中斷的骨盆肌收縮運動。

4.約6～8週可顯現效果， 若能持續3～6個月，效果更顯著。

Men's Health Note

覺得身體有異狀嗎？記錄下來與您的醫師討論。

良性前列腺肥大

「醫生，請問我這個前列腺肥大確定是良性嗎？會不會轉成惡性的癌症呢？」年過半百的張先生一臉擔憂地頻頻追問。的確，在門診中經常發現，許多人弄不清楚前列腺肥大與前列腺癌的關係。

與前列腺癌是兩回事

良性前列腺肥大（benign prostatic hypertrophy）大部分出現在前列腺中心或內層的部位，中心部分肥大、細胞增生後，第一個受影響的就是靠近中心的尿道，因此容易出現小便困難等症狀。

不像良性前列腺肥大發生在中心部位，前列腺癌則大部分發生在前列腺的外圍區，不容易壓迫尿道，早期出現的症狀比較少。（見圖2-1、2-2）

我們說「良性」前列腺肥大，其實是相對於前列腺癌而言。很多時候，我們根本不知道是不是良性，就直接說是良性前列腺肥大。原因是我們必須做切片，甚至把前列腺拿出來，才知道是良性或惡性，很多人同時有前列腺肥大和前列腺癌。

有些人以為肥大久了，良性可能轉成惡性，其實前列腺不會發生這種情況，因為良性前列腺肥大，和前列腺癌是截然不同的病症，即使彼此的成因有部分

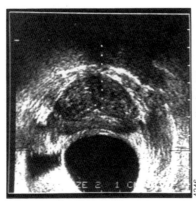

圖2-1
正常的前列腺形
狀。

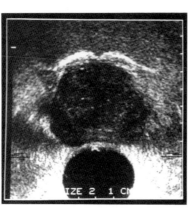

圖2-2
←在前列腺內較
黑暗的病灶即為
癌瘤的位置。
（箭號）

相同，都會有腺體增生及細胞數目增加。

罹患前列腺癌的機率不大，以台灣地區來說，40歲以上男性約有400萬人，前列腺癌的新病例，估計每年每10萬人不過2,000～3,000人而已。而且現在有前列腺特異抗原（PSA檢查），抽血就知道PSA有無升高，若有升高，再仔細去找有沒有得癌。但是當PSA升高時，做前列腺切片檢查，也不見得一定能找到前列腺癌細胞，有人甚至切片兩三次都找不到。但找不到，就代表沒有癌細胞嗎？也未必。可能真的有，只是未被切片到。其實，很多病人都有前列腺癌，但不會死於此種癌症。給你個數字，你就會知道前列腺癌有多普遍。

台中榮民總醫院有項研究指出，台灣45歲以上男性，曾有49個人因膀胱癌接受手術，在膀胱癌手術過程中，摘除膀胱的同時，也會切除前列腺，於是就有了前列腺的標本。這些人手術前沒有前列腺癌的證據。但是，若仔細從前列腺去找，結果發現1/3的人，其前列腺內有癌細胞存在，只是非常早期罷了。

這結果一點也不令人驚訝，因為國外研究也是如此，也差不多是這個比例。當然年齡愈高，罹患前列腺癌的比例也愈高，到了80歲，可能一半的男性，都

有前列腺癌細胞在前列腺內。只是這些癌細胞隱藏在前列腺內，出來作怪以前，病人就因其他原因死亡了。到了100歲，可能八成的人都有前列腺癌，假使活到200歲，全部的男性也許都會得前列腺癌。只是沒有人可以活得這麼老，因此無從證實。

我們稱這為「隱藏式癌症」（occult cancer），或者「蟄伏性癌症」（latent cancer）。當然實際上，45歲以上的男性不會有高達1/3的人，被診斷或死於前列腺癌。其實，有時候做切片，切到的，也許是這種不會致命的癌症（insignificant cancer），這種蟄伏性癌症，究竟要不要治療呢？如果治療，可能是過度治療（over treat）。

一般來說，會致命的前列腺癌很少，除非是經由癌細胞轉移，才會發生致死性的前列腺癌。

臨床上，我們人為訂定了一個界線，PSA≧4 ng／ml，比較有可能罹患前列腺癌，甚至轉變成致死性的癌症。但是，這不表示PSA＜4 ng／ml就很安全，也可能是前列腺癌，或蟄伏性癌症，這些前列腺癌不會致命的機率比較大。

回到本章的主題，良性前列腺肥大，前列腺的增生是良性的，至於何謂良性？組織學或病理學上有其

標準，可以從顯微鏡之下，觀察細胞的長相，以判定良性或惡性。

Men's Health Note
覺得身體有異狀嗎？記錄下來與您的醫師討論。

2-1 病因與症狀

　　前列腺肥大主要的表現症狀是，解小便不順暢。以前稱為prostatism，意味著任何因前列腺肥大造成的小便症狀，現在稱為LUTS（lower urinary tract symptoms，即下泌尿道症狀），包括了頻尿、急尿、尿失禁、夜尿次數增多、殘尿感、尿流細小、解小便斷斷續續等。這些症狀，不見得一定是前列腺或膀胱出問題，有可能兩個器官同時有問題，甚至是尿道的問題。

　　臨床上，我們將下泌尿道症狀，細分為刺激性症狀（irritative symptoms）與阻塞性症狀（obstructive symptoms）。詳細的解說請參考本書第一章。這裡很簡單地說，所謂阻塞性症狀，是指解尿時無力、小便細小，先生解小便時，太太聽聲音可能發覺跟丈夫年輕時不太一樣。有時候小便解到一半就停了，或斷斷續續地解。有時候小便滴滴答答，得等滴完才能穿上褲子。有的人小便一開始解不出來，要等一下才能解得出來，可能等個5秒、10秒，嚴重的話甚至得等個30秒以上。

　　至於刺激性症狀，例如頻尿、急尿、急迫性的尿

失禁，這些都是刺激性症狀的表現形式。

男性幾歲以上容易出現症狀？

通常，45歲以上的男性，才會出現有症狀性的良性前列腺肥大，年紀愈大，比例愈高，平均60～70歲左右病人最多，需要接受治療。

有些人出現症狀，自己知道不太對勁，但潛意識認為沒什麼關係，不願意就醫，此時，就需靠太太幫忙留意。譬如：當另一半老是半夜爬起來上廁所、常常吃飯吃到一半，或聽到流水聲，就很急著上廁所。小便次數增加，小便的時間增長，小便衝擊馬桶水面的聲音也變小了，或者先生的內褲有黃印，表示小完便穿上褲子，小便又滴出來，甚至連外褲出現尿味。從日常生活小細節觀察，協助粗線條的先生及早就醫。

症狀評估

是否該就醫，主要是依據病人主觀對症狀嚴重度的認定，而症狀與生活型態也息息相關。例如：一個65歲已經退休的人，與同樣年紀仍活躍於職場的人，即使有相同症狀，就醫的急迫性也不同。

　　有些前列腺肥大的次要症狀，如今已少見。幾十年前，台灣醫療水準還不好時，有些人住在偏遠地區，竟是以尿毒症狀表現，這是因為良性前列腺肥大，引起慢性尿滯留的狀態，當殘尿愈來愈多，多到500c.c.甚至1000c.c.，膀胱已經沒有收縮的功能了，腎臟的尿流不下來，就會出現腎水腫、尿毒指數升高，因此變成尿毒症，甚至得接受洗腎。治療的方法很簡單，放一條尿管，把尿從膀胱導出來，即可降低尿毒指數，恢復部分腎臟功能。然後再進行前列腺的手術，使病人不必長期放置導尿管。

　　其他更少出現的症狀，例如精液塞住，精液量較少，不易出來。不過這類症狀很難統計，病人通常不會說，所以無法得知盛行率。出現這症狀的原因，是因為兩條輸精管應該穿過前列腺，而開口在尿道裡，也被前列腺肥大阻塞。病人仍有射精感，但是量變少，這通常不要緊，不需特別在意。

　　表2-1是前列腺肥大症狀評分表，可以自我評估是否該就醫。

表2-1、國際前列腺症狀指數
（International Prostate Symptom Score）

	完全不會	很少 (少於1/5)	偶爾 (少於1/2)	大半 (約半數)	常常會 (大於1/2)	幾乎都會
1.最近一個月左右排尿之後是否會有殘尿的感覺？	0次	1次	2次	3次	4次	5次
2.最近一個月左右你是否不到兩個小時就想小便？	0	1	2	3	4	5
3.最近一個月左右你是否常會有小便間斷的情形？	0	1	2	3	4	5
4.最近一個月左右你是否常有急尿感不太能憋尿？	0	1	2	3	4	5
5.最近一個月左右你是否小便比較慢且尿流細小？	0	1	2	3	4	5
6.最近一個月左右你排尿的時候是否需要用力解？	0	1	2	3	4	5
7.最近一個月左右你夜裡睡覺中間起來解幾次尿？	0	1	2	3	4	5
總分						

說明：

總計分數	解讀
0～35分	分數愈高愈不好
10分之內	大致上沒什麼關係，屬於輕微症狀
10～25分	症狀中等（超過10分，建議就醫）
25～35分	症狀嚴重

2-2 了解檢查方式

　　經由詳細的問診，再依據病人症狀及檢查目的，泌尿科醫師會採取不同的檢驗方式。

　　通常，首先做肛門指診，檢查前列腺是否腫大，可摸到前列腺的大小。有時前列腺很大，我們也許只能摸到一部分，或者體型較胖的病人，只能摸到前列腺尖端的部分，靠近膀胱的部分比較不容易摸到。前列腺的大小與排尿的症狀不見得相關。

　　接著做驗尿，檢查有沒有受到尿路感染，前列腺肥大會造成尿解不乾淨，容易有殘尿。殘尿容易滋生細菌，進而出現尿路感染。

　　另一項例行檢查是抽血驗PSA（prostate specific antigen），即前列腺特異抗原檢查。台灣從1987年開始引進PSA，現在已是非常普遍的檢驗項目，以台大醫院為例，現在每個月超過1,000人次做這項檢查。（見圖2-3）

　　簡而言之，當病人第一次到醫院，我們會先做初步篩檢，肛門指診，驗尿及PSA。如果有必要，可能會抽血，進行腎臟功能檢查。

　　另外一項，經直腸超音波檢查，可以檢查前列腺

圖2-3　歷年在台大醫院所做的PSA人次。

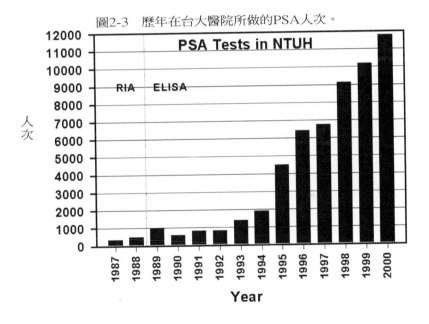

的大小、形狀、有無對稱性及內部構造的超音波特性等。檢查時超音波探頭（約2公分直徑）由肛門進入，目前這種儀器檢查發展得很好，病人受檢時不太會痛，五分鐘左右即可完成，很方便與普遍。可是，如果拿這個檢查來診斷有無前列腺癌，診斷效力則沒有PSA及肛門指診好。

如果要了解病人解尿時的速度，可以做尿流速率檢查（flow rate study）。這項檢查是為了量化小便的困難，或可以評估治療前後的差異。病人要漲尿至少八至九分滿，再對著一個漏斗型直徑約30公分的圓形承接器小便，它從出口收集尿液的速度，就是病人的尿流速率。一般年輕人平均可解350～400c.c.以上，最快速率可達每秒20～25c.c.以上，平均尿流速率則為每秒10～15c.c.以上，解尿時間一般不超過30～40秒。（見圖2-4）

檢查時不需要麻醉

上述這些檢查，都不需要麻醉。以前沒有超音波時，如果想看前列腺的體積大小，臨床上會採取膀胱鏡檢查，看到的是前列腺尿道。做這項檢查時才需要局部麻醉。

圖2-4 此為尿流速率檢查（flow rate study）的
儀器，藉以量化小便的困難度。

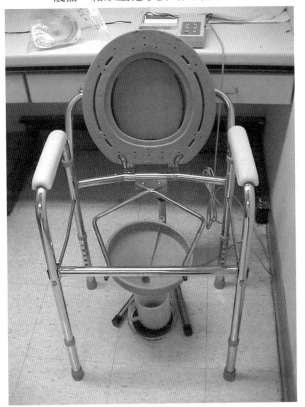

其他類似症狀及檢查方式

除了前列腺會引起小便症狀之外，尿道狹窄或尿道發炎也會引起類似的症狀。此外，如膀胱結石，神經性膀胱症（膀胱本身已失去收縮的能力）也會引起排尿障礙。尿道狹窄的症狀非常類似前列腺肥大，因為尿道發炎過，因此纖維化、口徑變小，尿流一直都很細小。而良性前列腺肥大病人解尿，則有時細、有時粗，與尿道狹窄一直很細小不同，但有時候，仍不易與前列腺肥大區隔。

膀胱結石的病人，當身體直立時，尿道處於最下方，結石會卡在那兒，就像水槽，當你丟一個球到水槽，球會卡住出水口，所以有時身體得稍微側躺，尿才解得出來。

因為膀胱收縮的功能喪失，造成的小便困難或不順暢也很常見。例如糖尿病造成的神經性膀胱症（neurogenic bladder），或是骨盆腔的手術（大腸，直腸手術或子宮切除手術），骨盆腔神經被破壞掉，導致收縮不良，也會造成小便的困難。

有神經性膀胱症的病人，其膀胱內膜不再是平滑的表面，膀胱壁被「小樑化」（trabeculation）。其成因是膀胱想要收縮，卻收縮不良，有些膀胱壁內的肌肉

束,就變得粗粗的、一條一條、肥厚的肌肉束間,就
形成一個空洞一個空洞,看起來就像交叉的屋樑,因
此稱為小樑化,它代表膀胱收縮的功能,已經很不好
了。

小樑化也有可能是前列腺肥大造成的,良性前列
腺肥大久了之後,膀胱收縮功能失調,殘尿愈來愈
多。臨床上,我們可用膀胱鏡去看有無小樑化,用尿
道鏡去看尿道狹窄的問題。針對這些類似症狀,我們
也可以進行「尿流動力學檢查」(urodynamic study),
或稱為「膀胱動態機能檢查」。

尿流動力學檢查可以檢查四大項目:

(一)膀胱壓力的變化:做法是用一條很細的管子
從尿道進入膀胱,灌生理食鹽水,模擬膀胱脹尿的情
形,當尿愈來愈多時,膀胱開始有壓力的上升。如果
是正常人,壓力的上升較慢,有尿意感後,仍可繼續
灌,看膀胱可裝多少水,最後膀胱的壓力愈來愈大,
就達到臨界點,必須解尿。如果膀胱機能差的人,裝
沒多少水,膀胱的壓力就升得很高,因此容量小而壓
力大。

(二)測尿道的壓力:將管子慢慢從膀胱內,拉到

前列腺部的尿道，測量此部位的壓力，良性前列腺肥大時，尿道受壓迫，因此壓力會增加，前列腺阻塞愈嚴重，則尿道壓力愈高。

（三）肌電圖：控制排尿的尿道括約肌的肌電圖。用很細的針插入會陰部，測量想小便（應放鬆） 與不想小便（應收縮） 時，肌肉放電的圖形，看看括約肌的收縮，是否配合小便。正常要小便時，膀胱壓力應慢慢增加，到出現尿意，想解出來時，括約肌應慢慢放鬆，小完便後，括約肌就又收縮起來。不正常的情形下，想小便時，括約肌會反常地收縮起來，解小便就不順。

（四）尿流速度：測尿流速度的變化。這個檢查方法可測得平均每秒解出多少c.c.的尿，年輕人每秒可達約30c.c.，良性前列腺肥大的人，每秒可能僅有10c.c.，或10c.c.以下，因此會有尿流細小的現象。尿流細小是很主觀的名詞，無法量化，此時，就用這個檢查予以量化。

有時我們也會測量殘餘尿量，測量殘餘尿量有兩種方法：第一種是導尿，另一種方法是超音波檢查，解完尿之後，測量膀胱的長寬高，將三者乘起來，除以二，即（長×寬×高）÷2，測得的數值即為膀胱的

體積（餘尿量）。

　　總之，尿流動力學檢查是較麻煩但詳細的檢查，不但檢查了膀胱，同時也檢查了尿道、前列腺，此檢查方法，全民健保有給付。對前列腺肥大患者而言，一般不需做到這種檢查，但是當治療效果不好，或可能有其他因素參與排尿障礙時，才會採取尿流動力學檢查。

診斷排尿障礙的方法與步驟

　　診斷的步驟如下：

　　（一）病人一來，先做肛門指診、驗尿、抽血（做PSA）。

　　（二）視情況需要做經直腸超音波。

　　（三）若治療效果不佳，或懷疑有其他因素，參與病人的排尿障礙，則進行尿流速率檢查，或較複雜的尿流動力學檢查。

　　（四）若懷疑有尿道狹窄或膀胱的問題，就做尿道鏡或膀胱鏡。

　　（五）以上任一檢查，若懷疑有前列腺癌的可能，就會建議做前列腺切片檢查。

2-3　良性前列腺肥大的治療

選擇最適合的療法

　　對於良性前列腺肥大的病人，我們會先給簡單的、副作用少的、方便的治療，也就是吃藥。

　　對於症狀不嚴重的病人，我們會勸他多保養，譬如不要站、坐、蹲，維持一個固定姿勢太久，約半個小時，就起身走一走、動一動，以免骨盆腔充血。最好不要一次喝太多酒，及刺激性的食物。

　　如果有前列腺肥大的人，平時服用藥物要特別注意，避免服用感冒藥、暈車藥、止瀉藥、抗過敏藥等，因為這些藥物，會加重前列腺尿道的收縮，使小便更困難，甚至解不出尿來。許多老先生就是因為吃了感冒藥，突然解不出尿來，膀胱漲痛難耐，跑到急診處導尿。

　　臨床上治療良性前列腺肥大，最常見的藥物是甲型交感神經阻斷劑（α-adrenergic blockers），這一類藥物，也具有少許降血壓的作用。表2-2中愈往下的藥品，降血壓的作用愈小；如果有前列腺肥大，血壓又高，則可選擇靠上面幾列的藥品。

表2-2　治療良性前列腺肥大的
　　　　甲型交感神經阻斷劑藥物

學名	商品名	中文名	含量
Doxazosin mesylate	Doxaben	可迅錠	1毫克／錠； 4毫克／錠 （長效緩釋錠）
Prazosin HC1	Minipress	脈寧平錠	2毫克／錠
Terazosin HC1	Hytrin	定脈平錠	2毫克／錠
Tamsulosin HC1	Harnalidge	哈路利淨膠囊	0.2毫克／膠囊
Alfuzosine HC1	Xatral	札特	10毫克／錠

如果有頻尿症狀，或膀胱刺激性的症狀很大，如急尿，急迫性尿失禁等，我們會給抗乙醯膽鹼（anticholinergic）類的藥物，讓膀胱收縮的力量減弱一點。因此臨床上，用甲型交感神經阻斷劑減低尿道的阻力；用抗乙醯膽鹼藥物，降低膀胱收縮的力量，同時也抑制膀胱刺激的感覺與痛覺，使膀胱容量大一些，頻尿情況會好一些，解小便的急迫性也會少一點。

若是病人括約肌放鬆不良，則可給予肌肉鬆弛劑。如果心理層面影響到小便，例如：生活緊張，工作壓力造成頻尿，則可給安神劑（安定劑）。

夜晚頻尿，我們會給抗乙醯膽鹼的藥物。抗乙醯膽鹼藥物有很多種，有些適合睡眠時吃、有些白天服用。有些抗憂鬱劑，也有減少病人起床次數，改善睡眠品質的效果。若病人的尿液有感染現象，則要給予抗生素治療。

首次治療效果欠佳，不要灰心

甲型交感神經阻斷劑是治療前列腺肥大最主要的藥物，抗乙醯膽鹼等其他藥物屬於次要治療藥品。甲型交感神經阻斷劑最大的副作用是降低血壓，造成頭暈，陡然起身時一陣天昏地暗，且容易疲倦想睡覺。

但是臨床上，大約只有1～2成患者會出現這些副作用。其他人不會有明顯副作用，可以放心長期服用。

為了避免老年人服藥出現副作用，因頭暈摔倒，造成意外，通常醫師會先從低劑量開始。因此若首次治療效果欠佳時，不用灰心，再慢慢增加劑量，也許就可改善排尿狀況。醫師也會囑咐盡量在睡前才服用藥物，比較不會發生危險。但是如果高劑量的藥物仍無療效，就應考慮手術治療。

其他藥物種類及副作用

除了甲型交感神經阻斷劑可能有頭暈、血壓低等副作用之外，抗乙醯膽鹼的副作用是，有些人容易口乾舌燥（因為口鼻分泌量變少）、便秘（因為腸胃蠕動變慢）、青光眼症狀嚴重（因為眼壓升高）、頭暈、消化不良，更嚴重的，還會小便解不出來，這是因為過度抑制膀胱的收縮力量，導致尿滯留。

波斯卡（學名finasteride，商品名Proscar®）

還有一種臨床上較少使用的藥物：波斯卡（學名finasteride）。

這種藥物很有意思，5毫克波斯卡（Proscar®），

可治療前列腺肥大，而1毫克的波斯卡，可以治療禿頭（柔沛，Propecia®），它是藉著抑制男性荷爾蒙的作用，讓頭髮不會繼續脫落，甚至再長出來。

波斯卡沒什麼太大的副作用，少部分人可能造成性功能減退、性慾減低、勃起功能衰退。波斯卡可縮小前列腺約三成的體積，這是唯一能縮小前列腺的非荷爾蒙藥物。不過得每天吃，連續服用4～6個月以上才有效，一停藥會反彈，前列腺體積又長回來。因為臨床上的治療效果並不明顯，台灣的全民健保上，又給予許多限制，所以目前這個藥的使用量較少了。

新英格蘭醫學雜誌在2003年7月中，刊出一則長期追蹤的臨床研究報告指出，每天吃一粒（5毫克）波斯卡可以降低25％的前列腺癌發生率，這是一個很重大的發現。但吃波斯卡若還是得到前列腺癌，則癌細胞的分化較差，屬於較惡性癌，顯示波斯卡的確對前列腺有巨大的生物效應。（詳見第三章）

藥物需服用多久才可見效？

以單獨使用波斯卡這種藥物來說，需要4～6個月以上才能見療效。其他藥物，像甲型交感神經阻斷劑或抗乙醯膽鹼的藥物，效果非常快，約1～3天即知道

有無效果。

藥物需逐漸增加劑量

甲型交感神經阻斷劑需要從小劑量開始,逐漸增加,所以一開始醫師會告訴病人,若效果不佳,不要灰心,下次複診時再逐漸調高藥量。

抗乙醯膽鹼的藥物因為副作用較多,尤其擔心一次給太多,可能小便解不出來,所以對良性前列腺肥大的病人,通常不會一直往上調高劑量。

服用藥物沒效,需求助手術

如果病人吃藥沒效,或一開始有效,後來漸漸地失去效果時,或只要病人發生急性尿滯留(acute urinary retention),我們就會建議手術治療,除非尿滯留現象是藥物引起的。通常病人有前列腺肥大而發生尿滯留,大概這一輩子都得靠藥物控制,不需治療的機率是零,而且就算吃藥,再發生尿滯留的機率仍很大,大概都需要接受手術治療了。

另外,還有一種情況需要手術治療。亦即,良性前列腺肥大造成長期慢性尿滯留,雖然沒明顯症狀,但是腎臟功能已受影響、或膀胱功能受到影響,代償

功能快要不行了，如果放任情況繼續下去，可能導致
整個膀胱功能全毀，這時就需要早點採取手術治療。

良性前列腺肥大的手術治療方式

目前治療良性前列腺肥大主要的手術方式，是經
尿道前列腺切除（transurethral resection of the prostate,
TUR-P），其次是開刀式前列腺切除術（open retric
prostatectomy），經尿道雷射前列腺切除術
（transurethral laser prostatectomy），經尿道前列腺氣化
術（transurethral vaporization of the prostate，TUV-P），
或是經直腸高強度聚焦式超音波燒灼術（high-intensity
focused ultrasound，HIFU）等。

1. 經尿道前列腺切除術（TURP，見附錄2）
手術過程

是國內外幾十年來的標準治療，因此有Golden
standard之美譽。雖然現今發展出許多新的治療方法，
仍然打敗不了TURP。絕大多數的病人仍是以此手術解
決他們小便的困難。手術是使用一種通電的圓形半月
環器械，約0.8公分直徑，以膀胱鏡的方式，由尿道伸
入。最前端配有光纖內視鏡，邊看邊刮掉阻塞的前列

腺組織，刮下來一條條，約為1～2公分長，半公分粗
的前列腺組織。依前列腺體積大小的不同，可刮出5～
100公克的前列腺重量，尿道變寬了，小便就通暢了。

其他說明

　　健保有給付，需半身麻醉，手術後尿管需放2～3
天，住院約4～5天。

2. 恥骨後前列腺切除術（retropubic prostatectomy）或恥骨上前列腺切除術（suprapubic prostatectomy）

手術過程

　　這是一種開刀的手術，從下腹部開刀進去，取出
肥大的前列腺腫塊。傷口約10～15公分。

其他說明

　　健保有給付，半身或全身麻醉，術後尿管放置5
～7天，住院約7～10天。是TURP普及前，最常作的
手術方式。

3. 經尿道雷射前列腺切除術

手術過程

雷射手術有數種方式，這裏介紹兩種：

a.大塊式切除：用雷射將前列腺切成數個大塊，掉到膀胱之後，將之在膀胱內，以特殊器械絞碎，再拿出來，有點類似絞肉。好處是不容易出血，因為雷射切時可同時止血。壞處是部分區域切不乾淨，不像TURP較為細膩，而且一台機器好幾百萬，成本頗高。

b.針刺型雷射燒灼術（TULIP）：像昆蟲的兩隻長刺般，插入前列腺腺體內，開始通電燒灼，直到腺體萎縮掉。有時壞死的組織會脫落下來，從尿道排出來。治療效果較慢，尿管放置時間大約2～3星期。

其他說明

有些醫院要求病人自費負擔部分耗材，術後尿管放置約2～3天。住院約5天。半身麻醉。

4. 經尿道前列腺氣化術

手術過程

也是使用燒灼方式，前列腺的組織被強電流通過後，因為燒得太厲害被氣化掉。但缺點是，燒第一層

還可以，再往下燒第二層，就不容易燒下去，所以大塊的前列腺，就不好處理。好處是不易出血。壞處是若前列腺太大，則效果不佳。

其他說明

健保有給付，半身麻醉，尿管放置1～3天，住院3～5天。

5. 經尿道或經直腸微波前列腺治療

手術過程

從直腸或尿道進入，發射高能微波進入前列腺，使其組織加熱破壞，有點像在微波前列腺，加熱到約60～80度，然後等腺體壞死，再慢慢脫落。

缺點：效果不好，因為壞死的前列腺組織會阻塞尿道，因此病人術後，常又發生尿解不出來的現象。

其他說明

這種治療方式已經很少用了。只保留用於重症患者，因身體狀況不能負荷一般手術，只能接受較溫和的治療。操作時，需給一些止痛劑。儀器成本昂貴，病人需自費。

6. 高強度聚焦超音波（HIFU）

手術過程

也是利用燒灼破壞前列腺的方式，但能量比微波治療強多了，可以較精確地將高強度超音波投射到前列腺不同的區域內，進行一區一區的燒灼。

缺點：機器昂貴，無法普及。

其他說明

病人需自費，半身麻醉。仍在實驗階段。

7.經尿道鉀鈦雷射前列腺燒灼術

（KTP Laser prostatectomy）

手術過程

最新但仍不普遍的一種技術。用一種特殊雷射直接將前列腺燒灼氣化掉。好處是不易出血。缺點類似經尿道前列腺氣化術，燒第一層還可以，較深層就不容易燒下去，所以大塊的前列腺要花較長時間。

其他說明

健保不給付。病人需自費8～15萬元。半身麻醉。

手術後是否仍需服藥物？

原則上不需藥物，除非病人出現殘餘症狀，譬如頻尿、急尿，則給予抗乙醯膽鹼的藥物。一般而言，阻塞性症狀可以立即獲得解決，但刺激性症狀不是一次手術即可解決，需要時間使膀胱機能慢慢恢復。

術後短期間仍需服用抗生素及軟便藥。而且一個月內，最好不要使腹部用力，例如：提重物，劇烈運動，爬多層樓梯，咳嗽，大便用力等，這些都會使傷口再度出血。

何時可採取微波前列腺治療法？

目前臨床上不太採取此療法，以前使用的原因是病人身體狀況不佳，無法接受TURP手術，例如重症患者、不能半身麻醉，或無法接受30～60分鐘的手術、不能承受平均流血200～500c.c.左右的病人。

微波加熱療法仍然會痛，它的優點是安全。缺點是效果不好，經常出現病人尿管拔了，還解不出尿來，而且得放尿管兩星期以上，目前已不太採用。

其他非手術的治療

　　其他非手術的治療，例如：經尿道前列腺氣球擴張術（balloon dilatation），用氣球撐開阻塞尿道的肥大前列腺體。或前列腺部尿道內金屬支撐物（prostatic stent），把管狀彈簧置入前列腺部尿道，彈簧張開後，會撐開尿道，以維持尿道暢通。

　　這兩種非手術的治療方法因為效果差，目前幾乎也不太使用了。

Chapter

3

前列腺癌

近四十年來，台灣地區人口快速老化，壽命延長的程序僅次於日本，為世界第二位（見圖3-1、圖3-2），加上飲食習慣的改變，以及血清前列腺特異抗原（prostate-specific antigen，PSA）的廣泛使用，前列腺癌有快速增加的趨勢。

台灣地區的泌尿系統癌症，於1994年，前列腺癌首次超越了膀胱癌的死亡率，而且差距逐年拉大（見圖3-3）。到了2002年，有750人死於前列腺癌。

2001年，台灣有2,012名前列腺癌新個案，是男性第六位好發的癌症。在亞洲黃種人的世界中，台灣是高好發率國家，其年齡標準化發生率比新加坡、日本、韓國和大陸都高。估計2005年台灣的新病例數，可能增加到2,500人。十年內，前列腺癌可能繼續快速增加，成為男性第四位好發癌症。

圖3-1 台、日、美、荷、法人口之平均壽命

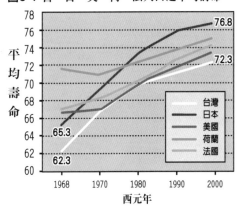

平均壽命

西元年

台灣
日本
美國
荷蘭
法國

圖3-2 台灣不同地區人口之平均壽命

地 區 別	2002年		
	兩性合計	男性	女性
臺灣地區	75.87	73.20	78.93
臺灣省	75.38	72.35	78.70
臺灣省16縣	75.02	72.17	78.49
臺灣省5都	76.31	73.94	78.99
臺北市	79.32	77.56	81.95
高雄市	75.74	73.28	78.21
北部區域	77.00	75.01	79.58
中部區域	74.92	72.14	78.17
南部區域	74.78	71.88	77.85
東部區域	71.09	67.71	75.57

圖3-3　台灣地區男性膀胱癌及前列腺癌年齡調整化死亡率

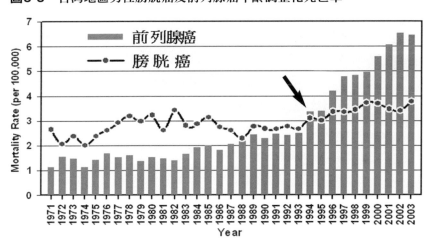

前列腺癌
膀胱癌

Mortality Rate (per 100,000)

Year

3-1 發現與診斷

早期症狀（Symptoms）與徵候（Signs）

早期前列腺癌沒有症狀。幾乎所有的早期前列腺癌，都是被篩檢出來的，不論美國或台灣，患者幾乎是接受例行身體健康檢查時被檢查出來，並沒有明顯的症狀，若有小便的症狀，也可能是同時有良性前列腺肥大所致。

目前公認最佳早期偵測前列腺癌的篩檢方式有兩種，一是肛門指診，另一就是血清前列腺特異抗原（PSA）檢查。PSA可說是前列腺最有價值的腫瘤標誌，已在臨床上廣泛使用。不過到目前為止，國內健保只於一般醫療時給付PSA，但不給付PSA用於成人健康檢查。免費的健康檢查只包括肛門指診。病人需額外付費（約400元）檢驗PSA。

美國泌尿科醫學會（American Urological Association）和美國癌症協會（American Cancer Society）建議，50歲以上成年男性，每年應例行一次肛門指診與PSA檢查。如果家族中有前列腺癌症患者，最好提早於45歲每年檢查一次。

有些人小便方面的症狀，與良性前列腺肥大

（BPH）的症狀幾乎難以分別，經由詳細檢查，才能確認為前列腺癌。許多良性前列腺肥大的病人，因為例行檢查項目中，包含了PSA檢查及肛門指診，因而得以發現早期前列腺癌。但是，良性前列腺肥大的症狀，與前列腺癌到底有沒有關係呢？我們認為大部分都沒有關係。

　　前列腺癌在晚期時，由於腫瘤侵犯或阻塞尿道、膀胱頸，會出現類似下泌尿道阻塞，或刺激的症狀，嚴重者可能出現急性尿滯留、血尿、尿失禁。若轉移到其他部位，就會有骨頭疼痛、病理性骨折、貧血或脊髓壓迫導致下肢癱瘓。

「症狀」與「徵候」有何不同？

　　症狀（symptoms）與徵候（signs）不同，症狀是病人主訴，屬於主觀的。徵候是醫學用語，指的是病人無法自我察覺到某些身體的變化，由醫生檢查過程中，發現到的不正常情況。例如病人來求診時，被醫生發現有貧血，或觸診時發現身上有硬塊，病人自己不知道，是由醫生發現的，叫做徵候。

　　前列腺癌的徵候是，PSA升高，或者是肛門指診

異常，摸到硬塊。其他少見的徵候包括血尿、阻塞性尿路病變、脊髓壓迫造成的神經性病變、病理性骨折，這些多發生在已經出現轉移的前列腺癌症患者身上。

診斷是否罹患前列腺癌的方式

如何確定是否得癌症，最主要且唯一的診斷方式，即為前列腺切片檢查。目前，95％的切片是由經直腸超音波（transrectal ultrasound）（詳見附錄3）導引的前列腺切片。作法是超音波探頭從肛門伸入，直腸就在前列腺的後方，手指可以從直腸伸入，摸到前列腺，超音波也可以從直腸照到前列腺，兩者間隔不到一公分，所以可以照得很清楚。

除了經直腸超音波引導的前列腺切片是診斷有無前列腺癌之外，前列腺癌的診斷可以分成兩種：

一、篩檢式的診斷（Screening diagnosis），即肛門指診與抽血驗PSA。過去也曾把經直腸超音波列為前列腺篩檢的檢查項目之一，肛門指診與PSA簡單易做，而大規模篩檢不太可能推著二、三百萬的超音波機器下鄉檢查，再加上超音波的診斷效力不太好，所以目前已不太使用經直腸超音波，作為前列腺篩檢。

以上檢查，有任何的懷疑時，仍要以前列腺切片來確定有無前列腺癌。

二、分期診斷（staging diagnosis），即使確定罹患了癌症，仍要進行檢查，以確定病程為第幾期，才知道接下來該如何治療，這稱為分期診斷。

分期診斷檢查程序

身體檢查方面，除了肛門指診，我們還需要進行全身的理學檢查（physical examination），例如看病人有無貧血，摸摸看有無全身性的淋巴結腫大，脖子、腋下或腹股溝的淋巴結腫大，下肢或陰囊水腫。摸摸肚子，看是否有肝的腫大、腹水，有無四肢的神經病變。這是常規的身體檢查程序。

再來進行胸部X光，確定有無胸部的轉移。接著是腹部及骨盆腔的電腦斷層（CT scan，或稱CAT scan），看有無轉移到淋巴結或內臟器官。如果病人腎臟功能不佳，可以磁振掃描（MRI）取代電腦斷層，因為進行電腦斷層需打入顯影劑（contrast medium），腎臟功能不好的人不能施打顯影劑。

然後是全身性的核子醫學骨骼掃描（bone scan）。骨骼掃描是檢查全身的骨頭，是否有各種病灶或轉

移，做法是將一種放射性元素，以適當劑量，從血管打進去，約兩三小時之後，就分布到全身各處骨骼，趁著藥劑待在骨骼，達最高峰的時候進行照相。病人在做骨骼掃描（見圖3-4）之後，其排泄物，尤其是小便，會有輕微放射性，宜小心。

當病人PSA升高，但前列腺切片的結果是良性，我們認為他沒有癌症，就不會做分期檢查。原則上，做切片，約有兩成的癌症會被漏掉，亦即病人有得癌，切片卻沒切到。通常，我們會建議三個月內，再做一次PSA與肛門指診，若仍懷疑，還得再做一次切片。除非硬塊不見了，或PSA值下降，才不再重覆切片檢查。如果第二次切片仍呈現陰性，我們仍要病人小心，只能說得到癌症的可能性降很低了。第二次切片的陽性率是兩成。是否要做第三次切片檢查，則要看PSA是不是持續升高，硬塊是否愈來愈大，才會再做切片，甚至第四次切片檢查。

切片檢查，確定罹癌的診斷方式

原則上，診斷前列腺癌的方式以切片檢查為主，當然也可藉由前列腺手術方式確認，例如：經尿道前列腺刮除術（TUR-P）。

圖3-4　某病人的骨骼核子掃描，顯示有多處異常黑點（箭號），即為癌轉移處。

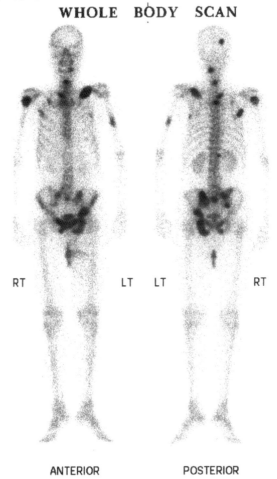

WHOLE BODY SCAN

RT　　　　　LT　LT　　　　　RT

ANTERIOR　　　　POSTERIOR

　　大部分病人切片檢查後，僅有輕微併發症，主要是小便、大便與精液會有血，大約兩三天之後，此症狀就過去了，並無大礙。

　　另外一個副作用，是急性細菌性前列腺炎（acute bacterial prostatitis），因為從直腸做穿刺檢查，直腸內含有許多細菌，有可能被針帶入前列腺內造成發炎。菌種方面，最容易出現的是大腸桿菌。約有3～5％的人會因出現前列腺發炎而發燒，導致全身性的菌血症。通常病人接受切片檢查之前，我們會先解釋清楚，並給予預防性的抗生素，如果出現全身發燒發冷，超過38.5℃，甚至39、40℃，則需來醫院急診，打抗生素退燒。基本上切片是很安全的，以台大醫院為例，每年約有三百人做切片，但從沒有人因此而死亡。（經直腸前列腺超音波切片手術說明書，見附錄3）

切片的過程

　　用16～18號的切片針，針是個管狀構造，插入前列腺後，會將一條很細的前列腺組織，鎖在針尖的管腔內並截斷，大小約1.7×0.1公分的組織。標準切法是，如果沒有看到特殊、不正常的部分，就隨機左右各取三條組織。偽陽性率很低，可以說沒有，偽陰性

率則有可能，因為前列腺切片本來就有兩成的機會切不到癌組織。此外病理科醫師傾向是，非要很確定有癌症，才做出前列腺癌的診斷。

前列腺癌的等級分類

經由切片或手術確定罹患前列腺癌之後，再做電腦斷層、骨骼掃描、肺部X光檢查等來判定是第幾期。臨床上形容惡性腫瘤，有兩種方式，一個是分期（staging），另一個是分級或分化（grading）。

臨床上的分期，指的是侵犯的程度與轉移的程度。通常，分化差者（high grade）大部分會發展為較晚期（late stage）的癌症。分化好者（low grade）就會比較早期（early stage）。因為分化不好，才會轉移，具有侵犯性。理論上，如果前列腺的細胞，應該會守在前列腺裡面，不會想要侵犯出去，或把圍牆（即前列腺的被膜）瓦解掉。

前列腺癌有各種分期制度，簡而言之，分為四期：

第一期：所有癌細胞都還在前列腺的被膜（包膜）裡面，而且摸不到硬塊。

第二期：癌細胞仍在前列腺被膜裡，但出現硬

塊,硬塊裡全是癌細胞。

　　第三期:癌細胞已經超出前列腺被膜之外了,吃到旁邊的組織或器官,例如:膀胱、直腸。

　　第四期:已吃到其他的器官,尤其是遠處的器官轉移,最常去的就是骨頭,包括脊椎、骨盆、胸椎、腰椎、薦椎、有的時候會到肋骨、頭骨、手或腳,有的時候也會轉移到肝臟、肺部或者淋巴結轉移。

　　從分級(grade)方面來說,在腫瘤學上,「分級」指的是細胞分化(differentiation)的程度,癌細胞分化的愈好,病人的預後愈好。可分為低度惡性(low grade),中度惡性(intermediate grade)與高度惡性(high grade)。

　　目前臨床上最常使用的分級系統是葛里森分級系統(Gleason grading system),根據顯微鏡放大的腫瘤組織標本中,腺體的排列方式,及細胞的外形來制定級數,共分為五級。

　　葛里森分級系統,將腺體的排列方式最接近正常、分化最成熟的,訂定為第一級,腺體的排列方式最凌亂、分化最不成熟的,定為第五級。進一步將占最大與第二大面積的級數相加,亦即前列腺癌占最多比例的癌細胞級數,加上次多的癌細胞級數,加起來

表3-1　前列腺分級系統與死亡率的關係

每年的死亡率%	0	1	1	3	4	8	12	20	25
葛里森分數	2	3	4	5	6	7	8	9	10

**表3-2　國人罹患前列腺癌的存活率，
　　　　　必須依據不同期別作分析：**

期別	平均存活率
第一、二期癌症	平均存活10年以上，可能存活15年以上。分化良好的前列腺癌，就算不積極治療，十年之內死於前列腺癌的機率，僅約一成半至兩成左右。
第三期	平均存活5～8年。
第四期（末期）病患	即已經轉移的病例，平均存活2.5～3年。

　　的分數即為葛里森分數（Gleason score）。例如：某人前列腺組織切片中，有3類癌細胞，占最大面積者，為葛里森第4級，次大面積者為第3級，占最少面積者為第5級，則其葛里森分數為4+3=7分。根據葛里森的研究，最大面積與第二大面積的級數，對預後影響最大，因此切片的葛里森分數有助於判斷預後。當出現10分，表示情況最差，2分代表最好，死亡率幾乎是零（見表3-1、3-2）。

Men's Health Note

覺得身體有異狀嗎？記錄下來與您的醫師討論。

3-2 治療與克服

初期前列腺癌的治療方式

第一、二期前列腺癌的治療方式有三種，分別是前列腺根除手術（radical prostatectomy）（手術說明請見附錄1）、放射線治療（radiotherapy）和追蹤觀察（watchful waiting），接受任何一項治療的十年存活率約在80％，因治療所併發的致死率低於1％。

第一、二期前列腺癌的治療方式

一、前列腺根除手術
治療方式

開刀將整個前列腺和儲精囊摘除，並且進行骨盆腔淋巴結清除術。有兩種手術方式，一是從恥骨後方，經同一個傷口，同時移去前列腺與骨盆腔淋巴結，此方式在處理背靜脈叢（dorsal vein complex）的時候容易出現大量失血。另外一種是，採取會陰切開方式。這需要另外一個傷口進行骨盆腔淋巴腺摘除術，此方法失血量減少，尤其適合肥胖病人，但國內很少人在做。

治療流程

　　病人在兩天前住院，做術前準備，手術時間約2～3小時。手術結束後，病人會有條尿管、引流管，第二天排氣後，可以吃點東西，傷口疼痛不算嚴重，因為手術位置在下腹部正中央，約10公分傷口。術後2～3天可下床走路，4～5天就不大會痛。第七天拆線，病人帶著尿管回家，10～14天後回門診拔尿管，3～4星期可恢復上班。

併發症

　　此手術方式的立即併發症，包括術中出血過多、閉孔神經、輸尿管或直腸的損傷，不過，神經、輸尿管或直腸受到傷害的機率低於1％。尿管剛拔掉時，約8成的病人會有尿失禁。

　　術後一年有10～20％病人仍有尿失禁現象。50～80％病人勃起功能喪失，若仍保有性功能，射精時也不會有精液。若手術中進行勃起神經保留術，則可勃起的比例較高。

備註

　　如果欲根除癌細胞，唯有手術切除較有可能。

　　切除前列腺與儲精囊以及一小段的輸精管（連接到前列腺），等於做了結紮。

　　根除手術不算大手術，但屬於困難度高的手術，因為前列腺位於很深的地方，在台灣有500位泌尿科專科醫師，但經常作此手術者不到1／10。

二、放射線治療（電療）

治療方式

　　俗稱電療，但不是「電」病人，而是以X光進行照射治療。目前使用直線加速器，不再是古老的鈷60。利用高能量的X光照射前列腺及骨盆腔。最先進的設備，是利用三度空間順形設計技術，由不同角度照射前列腺，只將放射線集中在前列腺等要照的部位，可使得周圍組織免於過多的放射線照射。

治療流程

　　治療時間較長，約需照射30～40次，亦即6～7星期，每星期一至五，一次約5～10分鐘。放射線治療第三個星期開始，病人會出現不舒服的症狀，例如小便與大便較頻繁，大便或肛門口疼痛，甚至便血等。電療期間不會掉頭髮，也不會有嘔吐感，但感覺疲累。電療最後一星期，劑量達到最高。3～6個月，症狀即可穩定。

併發症

放射線治療僅照射到下骨盆腔，不會引起耳聾、失明、頭髮脫落等後遺症，對於心臟、肺臟、腎臟等器官也沒有影響。且較不會有立即性功能喪失的問題。

此療法需要大量的放射線，多數病患易出現副作用，例如在第二、三週出現腹痛、腹瀉等急性反應，經過藥物與飲食調整，避免刺激或油炸食物與生冷的蔬菜，採取低纖維的飲食，不攝取含咖啡因的飲料，通常症狀會改善。

治療的第三、四週開始出現尿急、頻尿症狀，因為膀胱受到放射線照射刺激所致。有些病人會發生直腸或膀胱的短暫出血，解大便會疼痛。晚期或數年後甚至出現放射性膀胱炎（或直腸炎），出血嚴重。

備註

由於前列腺癌多發生於老年人，經常同時有其他疾病存在，如果考慮手術的併發症及危險，放射線治療是另一項選擇。依據美國國家衛生院（NIH）於1992年發表證實，放射治療可達到與手術同等的十年控制率。

但此療法通常無法根除癌細胞，放射線治療後幾年內再做切片，前列腺內可能還有癌細胞，只不過是被「電昏」罷了。假使60歲得病，假設本來他可活到80歲，20年的長時間，如果用放射線治療，可能無法讓他活到80歲，也許10、15年後，癌細胞又開始作怪，這時不妨考慮使用根除手術，拿掉前列腺，較能保證存活到10年以上。

三、追蹤觀察

如果是早期癌症，葛里森分數不會太差（少於或等於6分），平均壽命不到十年，則不做任何積極性治療，僅追蹤觀察，仍是最好的選擇。假使病人是80歲老人，台灣地區80歲老人平均存活期是5年，那可能就沒有必要為他進行手術或放射線治療讓他承受治療併發症。因為不論治療與否，他都不會死於前列腺癌。除非身體非常健康，還有超過10年以上的壽命，我們才會建議積極治療。

5項決定治療方式的要素

其實決定該選擇何種治療方式的考量，相當多元複雜，充滿藝術性，建議同時考慮五項要素：

一、目前的實際年齡：

病人的實際年齡，可能與身分證上登記的年齡不同，尤其是大陸來台的老榮民。

二、家族長壽的程度：

評估方式是，病人的父親、母親、兄長、叔伯、祖父母大約幾歲死亡。若病人的長輩們個個都活到90歲，則此病人也可能有長壽的基因。所以，雖然病人已經80歲，我們不能認為他會像其他病人一樣，平均只有5年的存活率。

三、病人有無其他重大疾病：

是否有心臟病，經常心絞痛、中風、有無心血管疾病、糖尿病、肝臟、腎臟疾病，或有無其他癌症正在治療中。這些都會使病人的存活期縮短。

四、病人的個人意願：

治療過程會造成不舒服，也可能有併發症。有些人覺得自己活到76歲已足夠了，深怕開刀後，有一兩成發生尿失禁的機率，甚至有的病患不願喪失性功能，而不接受手術治療，認為生活品質重於存活的長短，即使少活五年也沒關係。因此，尊重病人自主的選擇權，十分重要。

五、醫師的意願：

　　究竟該選擇根除手術或放射線治療，必須經過專業醫師評估，更且，還有醫師技術性的問題，以前列腺根除手術而言，這雖非大手術，卻是難度高的手術，並非所有泌尿科專科醫師，都具有豐富的根除手術實務經驗。一個有趣的現象是，如果醫師是放射治療科的醫師，則他通常會建議你接受放射線治療，如果是泌尿外科醫師，則通常會建議你接受手術。能夠很公正、中性地和你討論所有治療選擇的醫師，才是好醫師。

何時可以「荷爾蒙療法」輔助治療？

　　荷爾蒙療法就是降低體內男性荷爾蒙的分泌，因為男性荷爾蒙就是前列腺癌細胞的生長因子，沒有男性荷爾蒙，前列腺癌細胞就長不好，因此它可暫時控制病情，對前列腺癌細胞具有壓抑的效果。手術或放射線治療，才是積極根除的治療。

　　在放射線治療之前，治療期間以及結束後，仍需以荷爾蒙治療一段時間，建議荷爾蒙治療期大約2～3年，甚至永久。如果是在第一、二期癌症進行放射線治療，通常要施以兩年荷爾蒙治療，如果是第三期進

行電療，荷爾蒙治療則約需進行三年，甚至永久地治療。

荷爾蒙療法有好幾種，最直接了當的方式是切除睪丸。睪丸切除術，是由陰囊切開，摘除兩側睪丸，非常安全、快速與簡單，20分鐘之內即可完成，不用拆線，術後幾乎沒有疼痛，甚至看不出來曾經手術過，且少有併發症。主要缺點是，病人無法承受男性去勢之後的心理創傷。

另外一種荷爾蒙療法是使用針劑，亦即黃體激素釋放物的同類物，例如leuprorelin（Leuplin®）、goserelin（Zoladex®）、triptorelin（Decapeptyl®）等長效注射劑型藥物，在皮下或肌肉一個月打一次，或者三個月打一次。我們認為睪丸切除的效果就等於打針，只是前者一勞永逸，後者要一直定期來院打針。

還有一種是服用「抗男性荷爾蒙」（antiandrogen）藥物。主要作用是抑制雄性素的合成，或抑制雄性素（即男性荷爾蒙）與雄性素受體結合。包括cyproterone acetate（Androcur®）、flutamide（Fugerel®）、bicalutamide（Casodex®）、megestrol acetate（Megace®）等口服劑，每天服用。理論上，這些口服製劑的效果與切除睪丸、針劑療法效果類似，但副作用不同，且

可維持部分患者的性慾與性功能。

　　早期的荷爾蒙治療，是給予患者女性荷爾蒙（estrogen），女性荷爾蒙也能壓抑男性荷爾蒙的分泌。不過，女性荷爾蒙副作用較多，最大的副作用是心臟承受不了，易導致心臟衰竭、腳水腫、下肢血管栓塞，有些病患會出現臉部潮紅、噁心、以及男性女乳症（即男性的乳房漲大），有時會疼痛。目前臨床上，已逐漸放棄女性荷爾蒙療法。

　　總之，荷爾蒙治療只是壓抑前列腺癌細胞，而非根除癌細胞。假使有一百萬個癌細胞在體內，施以荷爾蒙治療三個月後，可能只剩下一萬個癌細胞，殺掉了比較容易殺的癌細胞，頑強的癌細胞則殺不掉。幾乎百分之百的病例，一段時間後癌細胞又慢慢坐大起來，癌細胞活動更為猛烈。

　　由於荷爾蒙治療僅能壓抑癌細胞，所以與放射線治療合用時，是以放射線治療為主，荷爾蒙治療為輔，形同先以荷爾蒙療法，把前列腺癌細胞打死一大部分，再施以致命的放射線治療。

　　如果是最末期已轉移的前列腺癌，荷爾蒙治療可控制的期間約一年至一年半，之後PSA又會逐漸上升，再過一年至一年半，病人就會死亡，因此平均可

存活兩年半至三年。

　　簡而言之，假使處於第一、二期，主要的治療方法是根除手術、放射線治療與追蹤觀察，第四期則施以荷爾蒙治療。如果是第三期，前列腺癌細胞已經延伸到外面，但還沒轉移，這時則使用放射線治療，或者是放射線治療前後輔以荷爾蒙治療。

目前的最新療法
放射線治療

　　放射線治療（俗稱電療），近十年來有很大的進步，傳統使用的鈷六十，其副作用大，對於淺層的治療還可以，如果是深層的治療則效果不好，照射過的皮膚及組織容易受到傷害，因此已逐漸不用。

　　目前較新的放射線療法有許多種。現在台灣大部分的醫療中心，多以三度空間順形治療（3D-conformal therapy）作體外照射，也就是用直線加速器，產生放射線後，照射患部。比過去的治療效果好，副作用低。最近五年由於電腦科技的長足進步，開始流行「強度調控式放射治療（IMRT）」，照射更精準，劑量更高，讓直腸發炎、膀胱出血等副作用，降得愈來愈低，可能也會使效果愈來愈好。目前僅有少

數的醫療中心引進IMRT。

目前更高級的放射治療稱為「質子治療」，質子治療儀全世界僅有10台左右，造價超過10億新台幣，未來台灣可能會引進，對於治療前列腺癌效果可能更好，劑量更精準，副作用更低。

「組織插種式放射線」治療

利用放射強度與射源距離之平方成反比的關係，給予腫瘤極高劑量，由於劑量在短距離內大量減低，可避免傷害週邊正常組織。其做法不是由體外照射，而是用十多根細針，由會陰部插入前列腺，再將放射線核種弄成像是細長條的小種子，直接由針管放入前列腺，它會發射放射線，直接在前列腺裡頭殺死癌細胞。此治療模式適用於第一、二期，以根治癌細胞。

冷凍療法

另外，還有「冷凍療法」（cryoablation），利用冷凍劑（通常為液態氮），製造極度低溫，破壞不想要的組織，任其自行剝落或吸收。其做法是，在超音波導引下插入十根左右金屬針，進入前列腺內，利用液態氮灌入探針針管，將前列腺的溫度降到零下數十度，

藉由形成低溫冰球，讓細胞凍死，壞死，在冰凍、解凍重複多次的過程中，殺死癌細胞。此治療方式效果並不算太好，需要做兩三次，副作用大，易傷害括約肌、直腸，屬於實驗性的療法，目前台灣沒有引進。

還有一種新療法，稱為「高強度聚焦式超音波治療」（high-intensity focused ultrasound），這和前兩種實驗療法相同，都是為了治療早期前列腺癌。

其他實驗性階段的療法，還包括如基因療法、免疫療法、分化療法（讓癌細胞的分化好一點）。

專家教你如何預防前列腺癌

為了預防前列腺癌，有癌症化學預防療法，例如長期服用茄紅素、維生素E、硒（selenium）、或某些藥物，有可能會降低前列腺癌的發生率。2003年7月中，美國新英格蘭醫學雜誌登出一則研究報告，用一種治療前列腺肥大的藥物 finasteride（Proscar®）預防前列腺癌的發生。8千多名受試者經過7年的治療，吃此藥物的人比吃安慰劑的人，前列腺癌的發生率減少25％。但是吃此藥的人，若得了前列腺癌，則得到惡性度較高（即分化較差）癌症的機會則高了70％。這個結果，具有相當高的學術價值及臨床意義。第一，

它表示，的確可以用人類合成的一些藥物，來抑制癌症的發生，符合所謂癌症化學預防（Cancer chemoprevention）的原理。第二，雖然藥物可以減少前列腺癌的發生率，但超乎預期的是，卻造成了更多更惡性、治療難度較高的病例，這些個案比惡性度低的個案更易致命。因此，許多「想當然爾」的事情或觀念，必需要經過科學驗證或臨床試驗，才能定論。

解決前列腺癌引起的疼痛

前列腺癌還沒轉移之前，不會有疼痛的情況。如果是第三期，可能小便有血，嚴重時造成血塊塞住膀胱出口處，導致小便解不出來，有漲痛感。

轉移之後的骨骼疼痛會很嚴重，尤其是已經轉移的前列腺癌，荷爾蒙治療又無效時，病人在死亡之前，骨骼疼痛可能非常劇烈，需藉由大量止痛藥或嗎啡以控制疼痛。末期的前列腺癌症患者，幾乎都需要使用嗎啡類的抗止痛藥，緩解疼痛。但是使用嗎啡類藥物有不少副作用，例如：便秘，食慾減退，嗜睡，精神不佳等，需要特別的醫療照護。

處理疼痛的方式，除了使用藥物，也可用放射線治療，照射令病人疼痛的部分，殺死疼痛部位大部分

的癌細胞，以暫時解決疼痛。然而，這些處理方式，皆無法延長生命。止痛藥有很多種，口服、肛門塞劑、貼片、舌下含片、打針或「病患自控式止痛」（PCA，病人自己控制何時讓嗎啡類藥物透過點滴進入血管），可大幅改善癌症末期病患的生活品質。

最近美國食品藥物管理局（FDA）核准了一個新藥，可以減少骨骼轉移病人，日後發生骨折等併發症的機會，是一項福音。但若使用在預防上，目前國內健保並不給付，只有在嗎啡等止痛藥無效時使用，健保才給付。

前列腺癌追蹤檢查的注意事項

依據癌症的期別與接受過治療的效果，應有不同的追蹤檢查（見表3-3）。

追蹤治療包括前列腺特異抗原（PSA）檢查、身體檢查、肝腎功能的抽血檢查、檢查尿中有無血、有無感染，小便及大便是否正常，必要時會重做電腦斷層、骨骼掃描，看有沒有新的病灶出現。

表3-3　前列腺癌的追蹤檢查項目

期別	追蹤檢查內容
第一、二期癌症	如果已接受手術或放射性治療，大約三個月至半年須追蹤檢查一次，例如：PSA及身體檢查等。
第三期	一至三個月追蹤治療一次，包括PSA及身體檢查，腸胃功能及小便是否順暢。
第四（末）期病患	一至三個月追蹤治療一次。如果已經發生轉移，且荷爾蒙治療無效，PSA逐漸上升、骨骼開始疼痛，則必須一個月或兩個星期追蹤一次。調整止痛藥，及其他藥物的劑量，觀察有無併發症發生。

如何預防前列腺癌復發？

原則上，能根治第一、二期前列腺癌的方式就只有放射線治療與手術。為了早期偵測復發，必須定期監控PSA值，一旦PSA值上升，即代表有問題，可能需開始第二線治療。

如果病人接受放射線治療，但沒有荷爾蒙治療，PSA值超過1.0 ng／ml，即算治療失敗，通常PSA仍會繼續上升。如果是手術切除，PSA值應該小於0.2，大於等於0.2 ng／ml即算治療失敗，失敗意味著癌細胞再發，但不見得需要立刻治療，也許病人五年或十年後才會死亡，但也許兩年後病人就死於其他疾病，並非前列腺癌。因此，再發不代表病人有立即的生命危險。總之，PSA對於監控病情非常重要。應該請教專家，詳細討論，不需恐慌。

預防復發的方式，還可從飲食習慣做起，不要吃太油，改採健康飲食法，補充茄紅素、十字花科蔬菜，及各種黃綠色蔬菜，讓自己保持最佳免疫力，避免過度疲勞、多運動。（請參閱第四章預防保健）

前列腺癌的篩檢

　　最近一項統計發現，台灣地區40歲以上的男性中，約有5％的人，PSA 值不正常（≧4.0 ng／ml），這個比例與日本人完全一樣。美國黑人PSA不正常比例高達15％，美國白人約10％。必須澄清的是，即使台灣男性有5％PSA不正常，也不代表5％的男性有癌症。研究發現，因健康檢查中發現PSA不正常，而去做切片，找到前列腺癌的陽性率約23％。也就是說，PSA不正常的人之中，有超過1／5會被診斷為前列腺癌。總的來說，做健檢的成年男性中，偵測出前列腺癌的比例約為3 ‰，美國人則有3％的篩檢率，約為台灣的10倍。

Chapter

4

預防保健

　　充足的營養、規律的運動，以及愉快的心情，不僅對於平常人可達到預防的效果，對於前列腺癌病人是更有助益，其中的關鍵就在於能幫助提升免疫系統，使身體從各項手術中恢復過來，因此改善整體生活品質。

Men's Health Note

覺得身體有異狀嗎?記錄下來與您的醫師討論。

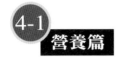

4-1 營養篇

脂肪，才是元兇？

　　已逾花甲之年的李先生平常嗜吃紅肉（牛肉、豬肉、羊肉等），尤其最愛滷得香味四溢的紅燒蹄膀，飯後還不忘來一塊甜糕點，幾十年下來，身體一向硬朗的李先生，最近卻有點精神不濟，原來他夜晚頻頻起來上廁所，解尿時間拉長，常常一進廁所就要10分鐘之久，李太太覺得不太對勁，硬拖著先生上醫院檢查，診斷出來，李先生竟然得了前列腺癌。李太太難過之餘，忍不住斥責先生，年紀一大把還這麼好吃，肯定是吃太油了才會這樣，李先生一臉狐疑地問：「這跟我吃東西有關嗎？」

　　的確，目前有愈來愈多研究顯示，高脂肪、高熱量的飲食方式與前列腺疾病息息相關。

　　美國癌症學會一項針對75萬人的研究報告指出，肥胖會增加罹患前列腺癌的機率。如果比較素食和肉食喜愛者，素食者比肉食者的罹癌發生率低。不同人種也有顯著差異，白人與黑人罹患前列腺癌的發生率高，相對而言，東方人較少，美國是高發生率國家，比台灣高出足足20倍之多。研究人員進一步分析，發

圖4-1 各國食物成分比較

	美國		台灣		南韓		日本	
	1984	1994	1987	1997	1985	1995	1985	1995
卡路里(大卡)	3,400	3,800	3,129	2,687	2,991	2,088	2,042	
蛋白質(克)	102	110	89	101	87	98	79	82
脂肪(克)	162	159	97	131	52	80	57	60
醣類(克)	401	491	386	373	...	...	298	280

圖4-2

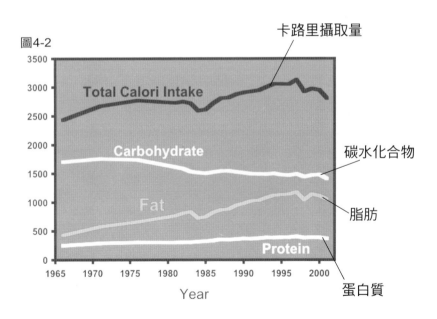

卡路里攝取量

碳水化合物

脂肪

蛋白質

現罹病原因與飲食方式息息相關，因為東方人的傳統飲食中，飽和脂肪酸的含量約在20%以下，而西方飲食卻高達40%。

如果單以亞洲地區的飲食方式來比較，南韓與日本的前列腺癌發生率都比台灣還低。根據行政院農委會的資料，分析各國飲食成分發現（見圖4-1），日本人攝取脂肪比例最低，南韓也比台灣低，台灣從1987～1997年，脂肪攝取增加了超過30%。韓國人雖然從1985～1995年，脂肪的攝取量增加50%，但至今其脂肪總攝取量仍比台灣人低，前列腺癌罹患率也比台灣低。

回頭看看台灣，根據農委會的統計（見圖4-2），從1966～2001年，國人每日卡路里消耗量慢慢增加，碳水化合物攝取量則逐漸減少。這表示國人米飯愈吃愈少，脂肪量則明顯往上攀升，肥胖問題日趨嚴重，對於防治前列腺疾病或其他慢性病及整體健康而言，實為一大隱憂。

讓數字自己說話吧，近幾年，台灣男性前列腺癌發生率已經一路升高至第六位（見圖4-3、圖4-4），經過年齡調整後的前列腺癌死亡率也於1994年超越膀胱癌（見圖3-3），數字逐年攀升，勢不可擋。就以2001

圖4-3　台灣地區男性前十名好發癌症（1991 - 2001）

	1991	1992	1993	1994	1995	1996	1997	1998	1999	2000	2001
1	肝膽	肝膽	肝膽	肝膽	肝膽	肝膽	肝膽	肝膽	肝膽	肝膽	肝膽
2	肺支氣管	肺支氣管	肺支氣管	肺支氣管	肺支氣管	肺支氣管	肺支氣管	肺支氣管	肺支氣管	肺支氣管	肺支氣管
3	大腸直腸	大腸直腸	大腸直腸	大腸直腸	大腸直腸	大腸直腸	大腸直腸	大腸直腸	大腸直腸	大腸直腸	大腸直腸
4	胃	胃	胃	胃	胃	胃	口腔	口腔	口腔	口腔	口腔
5	口腔	口腔	口腔	口腔	口腔	口腔	胃	胃	胃	胃	胃
6	鼻咽	鼻咽	鼻咽	鼻咽	鼻咽	前列腺	前列腺	前列腺	前列腺	前列腺	前列腺
7	膀胱	膀胱	膀胱	膀胱	前列腺	鼻咽	鼻咽	膀胱	膀胱	膀胱	膀胱
8	食道	前列腺	前列腺	前列腺	膀胱	膀胱	膀胱	鼻咽	皮膚	鼻咽	皮膚
9	前列腺	食道	食道	食道	食道	食道	食道	食道	鼻咽	食道	食道
10	內皮網狀	內皮網狀	內皮網狀	內皮網狀	皮膚	皮膚	皮膚	皮膚	食道	皮膚	鼻咽

圖4-4　男性年齡標準化發生率

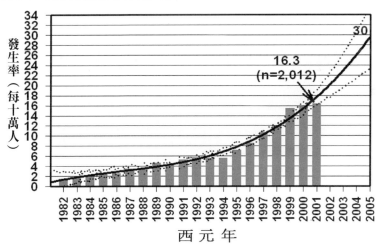

年的統計為例，到了2001年，每年有693人死於前列腺癌，和死於膀胱癌的人數相比，差距日益拉大，表示前列腺癌成為一個新的公共衛生問題。

除了脂肪這項因素，重金屬污染可能也是罹患前列腺癌的危險因子。

一項由台大公衛學院及台大醫院泌尿部所完成，發表於2001年，有關環境污染與毒理學雜誌的研究顯示，尿中鎘含量愈多的人，罹患前列腺癌的機率也就愈高，其危險值是一般人的兩倍。研究人員進一步指出，這可能與菸草中的鎘有關，也就是抽菸的比率愈高，尿中鎘含量就愈高。

另一個有趣的研究發現，高家庭所得者，罹患前列腺癌的危險值也是一般人的兩倍，這可能與勞動量不足有關，尤其是指從事體力勞動。一般來說，高家庭所得者，比較不需要從事體力大量的勞動，流行病學家推論，高所得家庭可能也比較有機會吃更多肉類，因此導致油脂攝取量過高。

計算你的每日攝取熱量

曾有個跨國研究發現，當脂肪攝取量只占飲食總熱量的15～20％時，發生致死性前列腺癌的機率將會

大幅降低。然而，中國人烹調食物的方式偏向高油、高熱量，譬如市面上一個炸排骨或炸雞腿便當，熱量至少有700～800卡，一整天吃下來，很容易就攝取過量的卡路里。

究竟如何得知我們每天應攝取多少熱量，有沒有一種比較簡便的方式，可以自己DIY控制熱量的攝取呢？

其實，理想的每日攝取熱量因人而異，與體重有關，也與生活方式有關。目前營養學家建議，每一公斤體重一天大約可攝取20～30大卡的熱量。

好比你70公斤，那麼每天建議熱量是70（公斤）×25（大卡）＝1,750大卡。

如果你身材高挑，70公斤對你而言算偏瘦些，可以多攝取一些熱量，那就70（公斤）×30（大卡）＝2,100（大卡）。

如果你是屬於很胖的人，需要稍微控制體重，那就70（公斤）×20（大卡）＝1,400（大卡）。

如果你的工作屬於高度勞動，好比種田或搬運工，需要多一些熱量，那就70公斤×35卡＝2,450卡。

簡而言之，依照個人的體重與生活方式，計算出

適當每日熱量攝取，隨時自我監控，以免過度攝取，導致肥胖。

我們再回頭看看農委會（見圖4-2）的統計，目前全民平均每天攝取熱量約3,000大卡，如果拿上述70公斤的計算結果比對，顯然攝取過多了些。

抗癌食物，你吃對了嗎？

綜觀前列腺癌的危險因子中，最能解釋前列腺癌發生率差異的因素，就是飲食。從預防保健觀點，我們除了控制飲食中脂肪攝取量，同時也要增加抗癌食物的攝取量。

這裡列出幾種抗癌食物種類，提供大家參考：

一、抗氧化劑

蔬菜水果中含有各種微營養素（micro-nutrients），包含各種維生素與礦物質，某些維生素具有抗氧化作用，能保護體內正常細胞免於被氧化而導致突變致癌。建議你每天吃五份不同種類的蔬菜水果，以協助身體對抗前列腺癌。

二、纖維

食物中的纖維素有助於清除體內脂肪與荷爾蒙，當睪固酮（testosterone，即男性荷爾蒙）和雌性素

（estrogen，即女性荷爾蒙）這些性荷爾蒙含量減少時，能明顯抑制前列腺癌的惡化。

　　因此，盡量多從食物中攝取纖維素，例如蔬菜、水果、穀類等。根據美國國家癌症學會建議，每人每日應攝取25～30克的纖維，如果不習慣在早餐時吃牛奶加cereal（多種穀類製品），不妨多吃糙米飯，或每天吃五份以上的高纖蔬果。

三、維生素C、E

　　人體無法製造維生素C，必須仰賴蔬果提供，所以我們經常呼籲大家要多吃蔬菜水果。建議每人每天應補充維生素C約250～500毫克。

　　維生素E也是很好的抗氧化劑。和屬於水溶性的維生素C不同，維生素E是脂溶性的維生素，具有抗氧化與強化免疫作用，可以防止它存在的油腐臭，如果油產生腐臭味，意味著已經被氧化了。人體內的細胞膜是由油脂構成，所以也受到維生素E與其他脂溶性抗氧化劑的保護，例如各種類胡蘿蔔素（carotenoids），包括乙型胡蘿蔔素（β-carotene）、茄紅素（lycopene）等。

　　蔬菜油及含油蔬菜是維生素E的天然來源，曾經有個針對老年病人的研究指出，每天補充200單位的

維生素E，能改善免疫功能。另一個研究發現，雖然補充維生素E不能降低前列腺癌的發生率，卻能在抽菸或剛戒菸者中，降低罹患致死性前列腺癌的發生率。

目前營養學家建議，每日維生素E攝取量最好控制在200～800 IU（國際單位）之間。

四、茄紅素（Lycopene）

台灣地區在民國91年底開始熱賣的番茄汁或其相關製品，究竟對預防前列腺癌有沒有幫助？

到目前為止，90％的國內外文獻指出，茄紅素是預防前列腺癌非常重要的保護因子。

有研究發現，患有前列腺癌病人的血液中，茄紅素含量明顯低於沒有罹患前列腺癌的人。哈佛大學有一項很著名的大規模研究，研究人員追蹤48,000名成年男性長達6年，結果發現，每週攝取番茄相關製品較多的人，罹患前列腺癌的機率減少21～34％；而且研究人員在46種蔬果及相關製品中找出，有4種製品能降低罹患前列腺癌，分別是番茄醬、番茄、披薩（內含多量的番茄醬）與草莓。這項研究讓世人更加重視茄紅素的重要性。

茄紅素（Lycopene）究竟是什麼？

茄紅素（又稱番茄紅素）是人體內血漿與組織中最重要的類胡蘿蔔素（carotenoids），能掃除對體內細胞有害的因子，掃除力道是乙型胡蘿蔔素（β-carotene）的兩倍，維生素E的100倍。可惜人體無法自行製造茄紅素，必須從食物中獲取。

番茄、西瓜、木瓜、杏仁、番石榴和紅肉葡萄柚都含有茄紅素，當然番茄仍是首選。特別的是，番茄經過烹煮或加熱、加工處理，愈能釋放茄紅素，也較容易被人體吸收。因為絕大多數的自然界茄紅素屬於全反式（All-trans Lycopene）結構，經過加熱、加工處理，部分轉成順式結構（cis-lycopene）之後，更容易被人體吸收。

亞洲人體內番茄紅素占血漿中的類胡蘿蔔素約10％，美國則有40％，這可能與西方人習慣食用番茄醬或番茄製品有關。所以，相對於市面上熱賣的番茄汁，不妨多吃番茄醬或其他番茄製品（但要低鹽），效果其實更好。

番茄的種類很多，有大番茄、小番茄、紅番茄及黃番茄等等。隨著品種不同，番茄內的茄紅素含量也

不同，以全世界的番茄品種來看，某種以色列及西班牙的番茄品種，含有高量的茄紅素，品質最佳。

　　通常，台灣的大顆番茄內的茄紅素約1～3毫克。建議每天攝取5～15毫克番茄紅素，如果全仰賴吃番茄製品，可能要吃很多，也很麻煩，不妨考慮服用茄紅素軟膠囊（lycopene softgel），通常市面上的含量為一顆5～15毫克，一天吃一顆，簡單又方便。連美國癌症學會（American Cancer Society）也主張這種攝取茄紅素軟膠囊的策略。

五、硬花甘藍與其他十字花科蔬菜

　　硬花甘藍、花椰菜、甘藍（包心菜）、芽甘藍、捲葉甘藍等十字花科蔬菜，內含蘿蔔子素（sulforaphane），其能增強某些細胞酵素的活性，有助於降低或消除致癌物的致癌作用，也是很好的防癌食物。

六、大蒜、其他蔥蒜類蔬菜

　　大蒜、洋蔥、冬蔥、青蔥和蝦夷蔥這些蔥蒜類蔬菜，含有能預防大腸直腸癌與胃癌的物質，可以多吃。研究顯示，大蒜的水溶性萃取物（蒜胺酸及蒜素）能抑制培養皿中的人類腫瘤細胞。

七、硒（Selenium）

有研究顯示，皮膚癌患者每天補充200毫克的硒，結果皮膚癌沒有任何改變，反而是罹患前列腺和乳癌的機率降低了。硒這種礦物質可能對前列腺癌患者有益。

八、維生素D

人體內鈣的代謝、細胞的生長與死亡都需要維生素D，奶類製品含有維生素D，接受日光照射也會產生維生素D。目前，一天吃一顆綜合維生素是唯一被建議的維生素D補充品，不需要額外補充過高劑量。

至於鈣，成年男性每日鈣的建議攝取量為800毫克，攝取太多並沒什麼幫助，不妨去檢測自己的骨質密度，如果骨本足夠，並不需要額外攝取。但一般來說，隨著年紀增長，骨本會逐漸流失乃是不爭的事實。

九、大豆蛋白質與異黃酮（isoflavonoids）

2003年3月，韓國學者最新研究指出，一種韓國人的傳統大豆製品Soybean paste，它很像日本的味增或台灣的豆漿、豆腐，能減少罹患前列腺癌的發生率。各種跨國研究也指出，大多數亞洲國家男性罹患前列腺癌的機率與死亡率，都比西方國家低，最主要

的差別可能是東方人攝取大量的大豆製品，如豆漿、豆腐等。

大豆成分中，有一大類稱為異黃酮（isoflavonoids）的色素，其中主要成分有染料木甘（genistein）與黃豆甘原（daidzein），這些異黃酮能抑制前列腺癌細胞的生長。從動物實驗中發現，染料木甘能減緩腫瘤細胞成長、抑制腫瘤血管的生成。染料木甘目前被認為是很重要的防癌物質，需要多吃大豆製品以攝取得到。

十、綜合維生素（多種維他命）

每天服用一顆綜合維生素，能提供人體需要的各種微量營養素，例如葉酸、維生素B及C群、硒（selenium）、鋅（zinc），以及其他微量元素。

前列腺癌患者和高危險群病人購買時，最好選擇內含的維生素E約有200 IU（國際單位）以上，維生素C約有250毫克以上的綜合維生素，以提高較高劑量的抗氧化能力。

選購綜合維生素，有祕技！

購買時不妨多留意，品質較好的綜合維生素，通常會註明內含的維生素A是由乙型胡蘿蔔素提供，因為維生素A長期服用恐有中毒之虞，而乙型胡蘿蔔素

轉變成的維生素A，不會造成維生素A中毒。

另外要提醒您，雖然綜合維生素是很不錯的營養補充品，但也不要將之當成健康飲食的替代品。

11項絕對低脂高纖飲食指南

平時除了多攝取抗癌食物，最好日漸養成低脂高纖的飲食習慣，才是真正的預防保健之道。

您可以掌握幾個簡單原則：

■每日脂肪的攝取量要降低到每日總攝取熱量的15～20％。

■每天至少吃5份蔬菜水果。

■每天攝取25～35克纖維。

■每天攝取40～60克大豆蛋白質。

目前市面上許多食品為了強調口感，可能增加不少脂肪或糖，無形中導致攝取過量，因此調整飲食十分重要，這裡提供一些簡單易記的飲食建議：

■少吃核果

雖然核果含有不飽和脂肪酸，但是像花生醬、昆士蘭果，富含脂肪，如果要降低每日總攝取熱量中的脂肪比例，最好少吃為妙。

■少用沙拉醬

少用油製的沙拉醬拌菜飯，建議用檸檬調味或改用酒醋、香蕉醋、米醋，讓自己吃得更健康。

■不用美乃茲

美乃茲或人造奶油對身體無益，特殊無脂肪人造奶油其實是100%的脂肪，而每一份人造奶油就含有5大卡熱量，也全都來自脂肪，所以要盡量避免。

■拒絕紅肉（豬肉、牛肉、羊肉）

牛排館一份9～14盎司上等肋排，就有1200卡以上的熱量，差不多等於50克脂肪。如果要降低飲食中的脂肪與熱量，從今天起，請盡量少吃紅肉，有些人擔心如果沒攝取紅肉會導致鐵質不足，這點多慮了，其實，大部分的綜合維生素內的鐵質含量已經足夠。

■拒絕乳酪

盡量不要吃乳酪製品，乳酪雖然含有蛋白質，但實際上脂肪含量高達60～80%。

■避免肥美的魚類

好比鱒魚、鯰魚或人工飼養的鮭魚，含有高量脂肪，盡量少吃。建議可吃從海洋捕捉回來的野生鮭魚，脂肪含量較少。

■可盡情多吃雞肉、火雞肉等白肉，鱈魚、旗魚、大比目魚、鮪魚等白魚，各種蔬菜、豆腐、水果。

DIY低脂高纖餐

早餐：

吃一份即食燕麥粥加一杯低糖豆漿或一杯8盎司脫脂牛奶，再加上半顆葡萄柚或一顆番茄。或者一份糙米飯或稀飯醬菜，搭配脫脂牛奶和一條香蕉。或者2～3個水煮蛋或荷包蛋的蛋白，另外加上一份燒餅（去除焦黑的部分）與果醬。

午餐：

吃一碗飯或半個至一整個三明治，夾些白肉或罐頭鮪魚。或者吃一份沙拉，裡面放一些碎白肉，並且搭配一份水果。下午可以喝一杯豆漿，有助於消除午後疲勞並且預防晚餐吃太多。

晚餐：

晚餐可分成三樣，第一樣是主菜，3～6盎司（身高較矮小的人吃少一點）的白肉。第二樣是主食，半碗或一碗的米飯（麵、水餃、雜糧饅頭），再搭配一份蔬菜。第三樣是一大碗沙拉，建議用米醋、酒醋或香蕉醋代替沙拉醬調味。

4-2 運動篇

運動可減緩前列腺肥大的症狀

從運動方面著手，也是很重要的預防保健之道，因為運動有減輕體重，增強肌肉，預防骨質疏鬆，加強心肺耐受力，促進新陳代謝等好處。

對於已經患有前列腺肥大的人來說，不要寄望運動具有治療效果，因為規律運動並不能讓已經肥大的前列腺體縮小，然而，適當的運動卻可以改善小便症狀。

前列腺受神經控制，很有彈性，當前列腺肥大時，會壓迫尿道，造成解尿不順。所以如果男生個性緊張，上廁所時後面站一排人等候，或者像當兵時，必須在很短的時間內搶著上廁所，恐怕會因過於緊張而解不出來尿來。這是因為一緊張，甲型交感神經興奮，膀胱頸會鎖起來，導致無法解尿。

另外，長期久坐也會加重前列腺疾病症狀。

有些老先生退休後沒事整天打麻將，或因為工作關係，像計程車司機，很可能因坐太久導致血液沉降，造成腳痠、骨盆腔充血、前列腺也充血，尿道受擠壓，因此解尿不順，容易使前列腺肥大的症狀更為

惡化。

　　最好的辦法是，不要坐、蹲或站太久，同一個姿勢保持30分鐘之後，最好起身動一動，走一走。麻將打個幾圈或趁手氣差時，不妨站起來活動筋骨，腳動一動，手甩一甩。尤其已經罹患前列腺肥大症狀的人，更需如此。

　　如果可以，盡量養成規律運動的習慣。雖然這無法直接降低前列腺癌的發生率，但藉著運動能消耗掉身體過多熱量，降低血中脂肪量，進而間接減少罹患前列腺癌的發生機率。

最適當的運動量

　　至於需要多少運動量才具有預防保健的效果？

　　對於前列腺癌的保健，基本的原則是，只要能達到減輕前列腺充血、減少血中脂肪、維持標準體重這三項，就可稱為適宜的運動量。

　　如果身體正常沒什麼大毛病，所謂最好的運動量是：每日攝取的熱量與運動量可以互相抵銷，將體重維持在標準值之內。

　　對於前列腺肥大的病患而言，運動最主要的目的是希望能促進骨盆腔的肌肉收縮，避免充血。如果麻

將打個十圈，這時就要站起來走動一下，很簡單的做法是，蹲下去、站起來、再蹲下去、站起來，來回幾次，彎彎腰，腳抬一抬，做約3～5分鐘，消退充血症狀。

至於患有前列腺癌的人，如果癌細胞已轉移到骨骼，不能從事劇烈運動，以避免發生骨頭斷裂，導致所謂的「病理性骨折」（pathological fracture）。

游泳、騎腳踏車，運動良方！

不論是前列腺肥大或前列腺癌患者，這群多半處於50～80歲的中老年人，最適當的運動方式是游泳，其次是騎腳踏車。

游泳屬於全身性的運動，藉著水中浮力減緩身體承受的重量，對年紀較長者，算是非常好的運動。

騎腳踏車，這裡指的是室內健身器材，在家裡「走」跑步機。因為對年紀大的人而言，跑到馬路上騎單車，風險太高了。

踩腳踏車時，臀部座椅承受身體許多重量，腰部和膝蓋不需花太多力量，雖然上半身運動量較少，但骨盆腔運動到了，可增強大腿肌肉，對促進心肺功能也有幫助。騎一段時間後，呼吸、心跳加快，也可增

加心肺耐受力。

　　至於運動次數多寡，需視個人情況而定。你可以每天或每星期量一次體重，如果體重超過標準值，那麼你就需要增加運動次數了。

標準體重換算法

　　男性〔身高（公分）－80〕×0.7

　　女性〔身高（公分）－70〕×0.6

　　例如：您是身高170公分的男性，標準體重應該是〔170－80〕×0.7＝63公斤

　　一般而言，體重超出標準值10～15％還算好，如果你目前80公斤，〔80－63〕÷63＝27％，這表示你的體重已經超出27％，該控制飲食或增加運動量了。

Men's Health Note

覺得身體有異狀嗎？記錄下來與您的醫師討論。

Chapter

5

Q
&
A

Q 男性何時該接受前列腺檢查？

A 讓我們先說明哪些是前列腺檢查。肛門指診、抽血做PSA（前列腺特異抗原）檢查，尿液常規檢查，前列腺超音波檢查及尿流速檢查等。還有為了診斷前列腺發炎，所做的前列腺液檢查。前列腺液檢查就是進行肛門指診時，不只是檢查前列腺的大小，還會按摩前列腺，透過用力按壓，將前列腺內的液體，壓到前列腺分泌管之中，流到尿道口後，取出來檢查是否有出血、有無白血球。此外，還有前列腺超音波檢查。

醫師依據不同的懷疑，進行各種檢查。當懷疑罹患前列腺癌時，會進行肛門指診、抽血PSA、超音波檢查。若懷疑有發炎現象，即進行前列腺液檢查，抽血PSA，尿液常規檢查等。

前列腺疾病大致上有三種：前列腺發炎、前列腺肥大、前列腺癌。當男性到了一定年齡，總難免擔心自己是否罹患前列腺方面的疾病。我們建議，台灣地區男性50歲以上，如果發現自己出現任何小便的症狀，就應該前往醫院或診所進行檢查。

此外，如果家族裡三等親內有前列腺癌患者，那麼就應該提早到45歲時，即接受前列腺檢查。

從1994年開始，台大醫院將PSA納入例行健康檢查檢查項目之中。我們的研究統計，七年內有10,538人，40歲以上的男性前往台大進行健康檢查，同時接受肛門指診與PSA檢查。結果發現，40～50歲的人之中，沒有一個人罹患前列腺癌，因此，我們建議50歲以上男性每年做一次前列腺檢查即可。

Q 前列腺出現何種症狀時，應該找泌尿專科醫師求診？

A 當出現小便症狀時，應先請家庭醫師檢查，若有任何疑問，可再轉診至泌尿專科醫師檢查。小便症狀主要分為阻塞性症狀與刺激性症狀。

阻塞性症狀亦即從膀胱以下之通道（包括前列腺尿道）阻塞，主要的症狀包括小便變細，需稍微等一下才解得出來（大約5～30秒），有的人可能會斷斷續續地解尿，有的人穿上了褲子又尿出來，因此經常弄濕褲子，有的人則有殘尿感（解完尿後仍有尿脹的感覺）。

　　殘尿感是因為膀胱代償機能已失常所致。平常膀胱收縮時，可以把尿排出去，一直到排空，但是當膀胱的收縮力量減退，解尿解到一半，膀胱的收縮動作就停止了，尿不能解乾淨，導致殘尿（正常人大約有會少於20c.c.的殘尿），如果殘尿很多，例如超過300～500c.c.，就會造成慢性或急性尿滯留，也就是完全解不出尿來。

　　當前列腺部的尿道阻塞久了，尿道的阻力升高，膀胱需要用力才能把尿壓出來，久而久之，就容易出現膀胱肌肉緊張或刺激性症狀。

　　刺激性症狀主要有頻尿、夜尿、急尿及尿失禁。

　　頻尿的定義是，正常人一天解尿約5～8次，如果出現刺激性症狀，可能一小時甚至10分鐘就要解一次尿。老人家通常不太記得白天解尿的次數，不妨觀察或詢問他，夜晚爬起來上廁所的次數。一個晚上爬起來上廁所一次算正常，兩次還算可接受，3次以上就不正常了，需要就診。

　　至於急尿，正常人從有尿意感，到感覺膀胱很脹，可以等1～2小時，甚至更長。但是急尿的人想解尿時，卻沒辦法等，有時從有尿意感，到非解尿不可，只能再多忍2～3分鐘，甚至連一分鐘都憋不住。

Q 進行前列腺各項檢查時，需要麻醉嗎？

A 不論是抽血、肛門指診、前列腺按摩等檢查，都不需要麻醉。唯一可能需要麻醉的，是前列腺穿刺切片檢查。

一般而言，穿刺過程是，拿針從直腸黏膜，或會陰部皮膚，進入前列腺，這時可能會有疼痛感，這種疼痛感幾乎等於抽血一樣，不算嚴重。但是抽血大約一兩針，切片則約需六、七針以上，有些人聽到這些過程，就會感到害怕。所以，疼痛感大多來自於對過程的害怕所致。進行穿刺時，會聽到「啪」一聲的彈簧聲音，類似被電到，容易被嚇到，因而出現疼痛感。是否接受麻醉，端視病人個別情況而定，有些人能承受，有些人則無法承受。

以台大醫院為例，做前列腺切片，大約一半的人選擇住院麻醉之下做，一半的人門診做即可，在門診做當然就沒有麻醉。需麻醉的人，通常打一針麻醉劑到血管內，睡一覺起來，約10分鐘就做好了，毫無疼痛感覺。

Q 我可以要求醫師為我做PSA前列腺特異抗原檢查嗎？

A　50歲以上的男性，原則上可以。如果為了追蹤病情，醫師會依據個人情況訂定PSA檢查的時間，而不是病人想做就做，以免浪費醫療資源。如果超過50歲以上的健康男性，第一次PSA正常，建議每兩年做一次PSA，實已足夠。

Q 年紀超過幾歲，可以不需要做PSA檢查？

A　80歲以上男性或平均預期壽命不到十年的人。若這些人被診斷為早期前列腺癌（亦即第一、二期癌症），也不需做任何治療。但問題是，如何能知道病人是早期癌症呢？也許一抽血結果，就發現已是晚期的癌症。所以，更確定地說，如果是80歲以上或平均預期壽命不到十年的人，之前PSA檢查結果都很正常，則可不需再做PSA。

Q 前列腺炎是否會增加罹患前列腺癌的風險？

A 不會。到目前為止，沒有任何一個醫學文獻、研究證據顯示這兩者之間有關係。前列腺炎不會引起前列腺癌，前列腺炎也不會排除得到前列腺癌的機會。

Q 前列腺炎是否會造成不孕？

A 這是很有可能的。前列腺炎會讓前列腺液體的酸鹼度發生變化，變得比較偏鹼性，易改變精子的活動度，或在體外存活的時間。前列腺炎也可能導致輸精管阻塞，或副睪丸發炎或纖維化，形同做了輸精管結紮。

Q 前列腺炎是否會經由性交傳染給伴侶？

A 理論上是可能的，但實際臨床上很少見。原因是，大部分的細菌躲藏在前列腺蜂巢狀的組織裡

面，不太會跑出來，這也就是為什麼前列腺炎很難治療的原因。如果經由性交傳染給女性，女性陰道內本來就有許多細菌佔地為王，即使躲藏在前列腺組織內的細菌，跟者精液跑出來，也不一定能競爭的過陰道內的細菌。

　　更何況當病人處於急性前列腺發炎期，發燒發冷，小便不順、疼痛，恐怕連性慾也付之闕如。

　　如果男性的性伴侶仍是男性時，理論上也有可能傳染，但目前為止沒有實際例子。如果男性將發炎的精液射入對方直腸裡，直腸內蘊藏更多細菌，因此無需擔心會將前列腺炎經由性交傳染給性伴侶。

Q 前列腺較大的人是否較易罹患良性前列腺肥大？

　　A 這是定義的問題。如果將良性前列腺肥大定義為前列腺體積變大，但不一定有症狀或需要治療（請參考第一章，良性前列腺肥大的定義），那麼前列腺較大的人，的確就是罹患前列腺肥大。實際上，當前列腺肥大時，比較容易壓迫尿道，因而出現症狀。

　　如果將良性前列腺肥大定義為組織學上的增生現

象，則不一定要前列腺體積大起來。假設有位40多歲男性因故死亡，死亡之前沒有小便症狀，死亡後我們取出他的前列腺進行解剖，會發現開始出現結節性增生（nodular hyperplasia），那麼就不見得要前列腺較大，才會罹患良性前列腺肥大。每個男性上了年紀，都會出現良性前列腺腺體增生，前列腺卻不見得較大。

Q 良性前列腺肥大是否會增加罹患前列腺癌的機率？

A 不會。到目前為止，沒有任何醫學研究顯示，良性前列腺肥大與前列腺癌有關。

Q 服用藥物治療良性前列腺肥大是否會造成性功能障礙？

A 如果使用甲型交感神經抑制劑（ α -blocker），的確有造成性功能障礙的可能，但機率很低，有些人認為這與服用安慰劑的比率一樣，約有5%的病患會造成性功能障礙。有些時候，來自心理因素，因為服用甲型交感神經抑制劑，射精時有可能產生逆流，

精液射不出來，卻跑到膀胱，當看到自己無法射出精液時，會錯以為自己性功能出現問題。實際上，服用藥物之後對於勃起功能、射精功能都沒有改變，只是無法將膀胱頸關起來，精液因此無法往前衝出來。

　　另外一種藥物，五甲型還原酶（5α-reductase inhibitor），同樣也約有5～10％的病患，會出現性功能障礙。

Q 良性前列腺肥大可以根治嗎？

A 可以根治。但如果根治指的是永遠不需吃藥，就得藉由手術才行。臨床上發現，大約有70～80％病人可靠藥物維持，不需手術治療，但藥物可能需要長期服用。手術一次可以維持15～20年，若超過15年了，又開始肥大起來，也不一定要手術。 基本上，如果根治指的是病人死亡前，病情沒有嚴重到需要手術，那麼我們可以說，良性前列腺肥大可以根治。

Q 切片檢查是確定罹患前列腺癌的唯一方法嗎？

切片是必要的，但也可以透過手術來確定。反過來說，如果不做切片，也不進行手術，就無法百分之百確定前列腺癌。有時其他證據充足時，我們可以99％確定，譬如說肛門指診時，前列腺摸起來很硬，且PSA值很高。但在現今的醫療保險系統裡，仍要求要有切片証實，才能給付某些治療藥品或手術。

Q 放射性治療對人體有沒有傷害？

有，一定有傷害。照射過的部分會產生纖維化、發炎現象，被照射過區域內的骨髓也會纖維化，喪失造血功能。不過，醫師在建議任何一種治療方式時，必然是考量過各種好、壞處，當好處比壞處多，才會建議此種治療。醫學上，不可能有一種治療方式完全只有優點，而沒有缺點的。

Q 哪些前列腺癌患者比較不適合採外科手術治療？

A 如果外科手術治療指的是根除性前列腺切除術，的確有些患者不合適，通常是針對還能存活10年以上的病人，才會建議施行根除性切除術。如果沒有這項條件，就不合適。譬如病人已經80歲了，即使是早期前列腺癌，也不適合接受根除手術，或者中風好幾次的患者、罹患心臟病、心肌梗塞、肝衰竭、腎臟衰竭，使得患者平均餘命不到10年，比較不適合採外科手術治療。但是若外科手術指的是因排尿障礙，而接受的經尿道前列腺切除術 （TUR-P），則限制較少。

Q 採外科手術治療前列腺癌，易導致尿失禁嗎？

A 有可能。如果是根除性前列腺切除術，大約有一至二成的病人，會出現不等程度的尿失禁現象。

Q 接受外科手術之後,大約多久時間可以運動?

A 如果是根除性前列腺切除術,大約一個月後才可運動,尤其類似爬山、跑步這類激烈運動,務必要一個月後始可進行。如果是散步,那麼手術後大約2個星期即可進行。

　　如果是經尿道前列腺切除術(TUR-P),也大約一個月後才能從事激烈運動,緩和性的運動則2個星期後即可進行。一個月內都不適宜久站,久坐或久蹲。

Q 荷爾蒙療法可以長期控制前列腺癌嗎?

A 不可以。通常前列腺癌晚期(即第三或第四期),才會以荷爾蒙治療當作主要治療方式。第四期前列腺癌就是以荷爾蒙治療為主,但也只能平均存活兩年半至三年。不論哪一期的前列腺癌,只要使用荷爾蒙治療久了以後,絕大多數會再復發。當然也許病人已經老化,或因其他疾病死亡,不受前列腺癌威脅,但原則上,時間久了,一定會再復發。

Q 每天吃多少量的茄紅素，才能達到抑制前列腺癌的功效？

A 到目前為止，全世界的醫學研究尚未明確顯示：茄紅素對於預防前列腺癌，與治療前列腺癌，是否確實有效，或需要多少劑量。有些初步研究發現，每天吃30毫克茄紅素，連續3～4星期，具有抑癌的效果。30毫克的茄紅素，等於吃5～10顆番茄，日常生活不容易做到。目前有許多醫學專家競相研究，想了解幾毫克才足夠，哪種茄紅素製品最方便，甚至回到最原始的發問，每天攝取茄紅素，是否真能預防前列腺癌？

至今，只有一些間接的研究證據，像是流行病學調查、細胞實驗、動物實驗或人體實驗，然而這些皆非長期實驗的結果。醫學界仍需要透過長期追蹤、嚴謹的臨床實驗，才能知道攝取茄紅素，真能預防前列腺癌嗎？目前仍未十分確定。

Q 雷射治療可用於治療前列腺癌嗎？

A 目前國外有人在嘗試治療，但台大醫院或國內，並沒有採取雷射治療作為根治前列腺癌的療法。雷射治療前列腺癌，仍處於實驗性階段，醫師不會以此療法當作第一線的治療方式。

Q 喜好高脂肪飲食，會增加罹患前列腺癌的風險嗎？

A 很可能會。從流行病學研究調查發現，攝取高脂肪飲食，易增加罹患前列腺癌的機率。然而，少數研究顯示，這兩者沒有關係。但是，絕大部分的研究證實，高脂肪飲食與罹患前列腺癌具正相關，攝取愈多高脂肪食物，罹患前列腺癌的機率就愈高。

Q 每日飲用綠茶可降低罹患前列腺癌的機率嗎？

A 很有可能。綠茶內含某些防癌物質，但是皆屬於非臨床實驗的證據。目前為止，綠茶裡面含有的

任何防癌物質，皆只是臨床前期（pre-clinical）的研究報告，不算直接證據，也不屬於嚴謹的臨床研究。醫學上最後仍必須經過臨床上的實驗證明。因此只能說飲用綠茶，也許可以降低罹患癌症的風險。

Q 規律的運動習慣是否可以改善良性前列腺肥大的症狀？

A 可以。規律的運動習慣無法預防或減弱前列腺的肥大程度或進展，但可以減輕良性前列腺肥大造成的症狀。有些前列腺肥大患者，小便困難加劇的原因，是局部暫時充血，或神經性緊張、尿道收縮造成。建議不要久站、久坐、久蹲超過30分鐘。不論是打牌或開車，一段時間後，就起身動一動，以免造成局部充血。精神容易緊張的人，容易出現小便問題，加劇良性前列腺肥大的症狀。

保持規律運動非常重要，通常，有規律運動的人，生活也是規律的，也比較能排除壓力，減少生活緊繃狀態。

長期壓力過大、酗酒，都可能增加罹患前列腺疾病的風險嗎？

長期壓力過大的確容易增加罹患前列腺疾病的風險。

以良性前列腺肥大來說，有三個層面：一個是腺體的肥大，前列腺的重量增加、體積變大。第二個是受到神經的控制，長期壓力過大，神經容易緊繃。精神緊張時，尿道更會收縮起來，使解小便困難。第三個是充血的程度，久站、久蹲、久坐易導致尿道充血。

至於喝酒，與前列腺並沒有關係，說不定喝了酒反而更放鬆。但是，喝了酒造成尿液瞬間的排泄增加，尤其喝啤酒，瞬間增加的尿量，使得膀胱在短時間內漲大，漲超過一定程度，膀胱壁變的很薄，沒有了收縮力，尿就解不出來了。前列腺肥大的人，本來解小便就有困難，若喝大量啤酒讓膀胱漲大，好比超過500c.c.，解尿將更形困難。

Ｑ 成年男性可在飲食中補充哪些維生素，以預防 前列腺疾病？

Ａ 建議補充綜合維生素，包含各種維生素以及微量 元素。其中對人體較重要的，可能是維生素E和 硒（selenium）。

目前，美國醫學界正進行一項名為「SELECT」 的大規模臨床實驗，於2001年8月，開始收錄32,400名 臨床試驗志願者，打算做12年，以研究每天攝取200毫 克的硒，加上400單位的維生素E，是否可降低前列腺 癌的發生率。研究員將受試者分成四群，第一群人只 攝取硒以及假的維生素E，第二群人吃維生素E和假的 硒，第三群人同時攝取維生素E與硒，第四群人攝取假 的維生素E 和假的硒，連續追蹤7年，看哪組受試者累 積的前列腺癌個案數最高。

其他像茄紅素的研究也很重要，這較有可能在台 灣進行，因為美國人平日飲食中攝取較多番茄紅素， 反而不容易進行研究。

除了綜合維生素，建議多攝取大豆，咖哩，十字 花科蔬菜，像是硬花甘藍、花椰菜、甘藍菜、芽甘 藍、捲葉甘藍（請參考第四章）等有益的蔬菜。

Q 有人說前列腺癌不是很嚴重的癌症，真的嗎？

A 前列腺癌雖然是癌症，即使轉移，平均仍有兩年半至三年的存活期，這對於人體內其他已經轉移的癌症而言，算是「好」的癌症。所以有時候我們稱前列腺癌為「丙級流氓」。

如果是甲級的癌症（例如肺癌、胃癌、肝癌等），一旦診斷出來，且出現轉移，存活期僅約三個月。如果病人罹患轉移性的前列腺癌，在醫師尚未解釋之前，以為自己來日不多，容易恐慌、沮喪、吃不下也睡不著，日常作息因而亂掉。此時，最重要的是，讓病人了解他的生命還有多久，也就是要「告知」，讓他清楚自己的時間，平均仍能存活兩年半到三年，也就是超過半數會超過兩年半至三年，甚至少數人可以活到10年。假使活到三年，前面一年半，病人的生活品質通常很好，身體體力都不錯，甚至比剛診斷時還好，因為初期治療效果不錯，癌細胞減少。如果讓病人知道疾病的進程與預後，可得以從容地安排、準備各項事情或做一些想做的事。

前列腺的治療，從初期開始就充滿藝術，摻雜許

多非科學性的考量，融入許多人文因素，通常病患家屬希望我們隱瞞病人病情。其實，罹患前列腺癌，應該要坦白告知，讓病人有更充分的時間，除了定期接受治療，也能從容處理私人事務。

Q 台灣成年男性抽菸的比例不低，抽菸是否會增加罹患前列腺癌的風險？

A 雖然少數研究顯示，抽菸與前列腺癌的發生有關。但是，在大多數的流行病學研究中，抽菸並不會增加前列腺癌致癌的風險。我們在台大醫學院所作的研究，也不支持這樣的論點。

附
錄

前列腺根除手術可能的併發症

1. 出血或體液流失，需輸血或補充水分、蛋白質或電解質。某些輸液可能全民健保不給付。
2. 傷口疼痛。
3. 發燒。
4. 術後傷口感染，可能造成傷口不易或延遲癒合。
5. 術中的剝離可能造成直腸受損，而引起局部傷口或全身性感染。
6. 術後因疼痛、慢性肺病或其他原因，導致呼吸深度減小、肺部擴張不全或肺部發炎。
7. 淋巴液或積血引流不順，形成後腹腔或腹腔內淋巴囊腫或膿瘍。
8. 尿液滲出，導致尿液蓄積在後腹腔或腹腔，造成腹膜炎或膿瘍。
9. 術後尿道或膀胱頸狹窄。
10. 血尿及膀胱外血腫，尿路發炎。
11. 術後可能再發腫瘤。
12. 術後可能依年紀、手術方法、體質及疾病嚴重度等原因，會有尿失禁及喪失陰莖勃起功能的現象。
13. 因以上各種原因可能導致死亡，死亡率小於1％。

經尿道前列腺切除術可能的併發症

1. 出血或體液流失，需輸血或補充水分、蛋白質或電解質。某些輸液可能全民健保不給付。
2. 電解質不平衡引起溶血反應，可能造成急性腎衰竭。
3. 傷口感染可能引起敗血症。
4. 前列腺穿孔而血液、水分或體液流至腹腔或後腹腔。
5. 術後膀胱內血塊堆積可能引起尿道或導尿管阻塞。
6. 少數人尿道括約肌受損引起尿失禁。
7. 急迫性尿失禁或頻尿。
8. 逆行性射精，精液無法由尿道口射出，會流至膀胱內，但不影響健康。
9. 術後尿道或膀胱頸狹窄。
10. 少數人勃起功能可能受影響。

3 經直腸前列腺超音波切片手術說明書

這份說明書將解釋您即將接受的手術的效益、風險及替代方案，可做為您與醫師討論時的補充資料。最重要的是我們希望您能充分瞭解資料的內容，所以請仔細閱讀；如果經醫師說明後，您還對這個手術（或醫療處置）有疑問，請在簽名前再與您的醫師充分討論，醫師會很樂意為您解答，讓我們一起為了您的健康努力。

手術的適應症

對於懷疑患有前列腺癌的病人，經直腸前列腺超音波切片是最常使用的診斷工具。

手術的進行方式

1. 手術前會給與瀉藥作清腸的準備，並給與抗生素，預防術後感染。

2. 病人通常採取側臥或者是平躺架腳的姿勢，可以採取病患意識清楚的無麻醉方式，或是全身麻醉的方式。經直腸前列腺超音波探頭將從肛門置入，在超音波影像的導引之下，再將切片穿刺針經由直腸插入

前列腺內，通常是作系統性的6～12部位的切片，有時會針對超音波影像中懷疑的病灶多作幾針的切片。

手術效益

1. 接受切片的病患約有三成會診斷為前列腺癌，這些診斷確定的病患必須作進一步的檢查，以決定後續治療的方法。

2. 若切片正常不一定保證沒有前列腺癌，因為穿刺針非常細，有可能沒有拿到癌症病灶，必須定期地追蹤，以決定再次接受切片的必要性。

3. 一般說來，第一次切片結果正常的病人，再次接受切片，還有約三成的病人會診斷為前列腺癌。

手術風險

沒有任何手術（或醫療處置）是完全沒有風險的，以下所列的風險已被認定，但是仍然可能有一些醫師無法預期的風險未列出。

1. 感染：部分病人在切片後產生菌血症，引發全身畏寒、發抖、繼而高燒的現象。有的病患會因為前列腺發炎，引起會陰部疼痛以及排尿困難等症狀。

2. **出血**：這是經直腸前列腺超音波切片後最常見的併發症，大約五成的病人在切片後一週還有輕微的血尿。三成病患有血精的現象，有的病人會持續超過一個月。有的病人會有直腸出血的現象，非常少的病人會嚴重到必須住院觀察。

3. **尿液阻塞**：1～2%的病患在接受切片後產生尿液阻塞的現象，大部分的病人經過短暫時間的尿液引流，即可恢復；10%的病患在接受切片後會產生排尿困難的現象。

4. **副交感神經反射**：8%的病人因為接受檢查而焦慮及不適，會刺激迷走神經，引發血管擴張及血壓降低；5%的病患其收縮壓會降至90 mmHg以下 。

不同PSA值的前列腺癌發現率

PSA	<4	4～9.9	10～19.9	20～49.9	>50	Total
發現率	5.7%	14.8%	24.2%	45.0%	82.5%	29.2%

5 面對前列腺癌

譯／嚴道（前董氏基金會董事長）

本文由董氏基金會前董事長—嚴道博士所譯，於民國八十五年六月刊登於《大家健康》雜誌126期。嚴道博士生前數年，雖然罹患前列腺癌，但他反而以自己為例，鼓吹民眾提升健康意識，與正確的就醫觀念，百分百與醫師配合，即使後來稍微受到疾病所苦，卻不以為意，不斷地給周遭的人安全感與歡樂。他在民國91年9月6日早晨因心肌梗塞，與世長辭，並非死於前列腺癌，等於戰勝了前列腺癌這個頑強的敵人。特於此書摘錄此文，他的大愛、俠義、先天下之憂而憂的宿昔典範，始終讓人無盡的懷念與感恩。

四月份是民族掃墓節，本準備回大陸，我接到六弟德泰電話說，目前在大陸大家都在這個時間掃墓，交通非常擁擠。他建議我五月份再去，雖然時間會晚一點，但父母在天之靈一定會原諒的。我利用這個空檔在台大醫院作體格檢查，體檢結果發現我PSA值超過100，比健康情況可接受的0→4高出太多，這表示我的前列腺有腫瘤，需要進一步檢查是否已經擴散。當時我非常沮喪，但是人的力量本來就是非常渺小，為了尊重生命珍惜自己，我採取積極行動，分秒必爭的尋求治療的方式，經過了台大泌尿腫瘤部蒲永孝醫師的安排，經過驗血，超音波檢查，前列腺組織切片

檢視、電腦斷層掃描（CT），及骨骼掃描，蒲醫師證實並未擴散。

　　PSA值是最近才發展出來的，但可惜很多人不知道，而醫生用指觸檢查，並無法確定腫瘤的生長情形。

　　表妹傅景華醫師是加州大學放射線學部的主席，三女嚴嘉英醫師服務於克利夫蘭醫療中心，她們經過商討，都贊同蒲永孝醫師先用荷爾蒙治療，然後待腫瘤縮小，再做放射治療，的確，經一個半月的治療，PSA值已大幅下降。

　　四月份的時代雜誌（Time）及五月份幸福雜誌（Fortune）都刊登了有關前列腺癌的文章，其中 Intel總裁Dr. Andrew F. Grove一篇前列腺癌的文章，自述他自己如何面對前列腺癌。我看了非常感動，我覺得Dr. Grove不但事業上成功，是國際間半導體工業的領袖，而且富有愛人的美德，相信他寫這篇文章是希望讓患相同性質的病人能早期在檢查PSA值時便及早治療。我感動之餘，即向Dr. Grove連繫，希望獲得他的許可將這篇保有所有版權「C 1996 Time Inc. All rights Reserved」文章節譯成中文刊載在大家健康雜誌，以嘉惠國內同樣性質的病人。在此感謝FORTUNE雜誌的著作權及授權組負責人依利莎白毛根小姐來電，謹向Dr. Andrew F. Grove及FORTUNE致上最高的敬意，謝謝你們！

我的女秘書的面孔出現在會議室的窗子上。從她的表情，我已經知道我有一通期待的電話，是我的泌尿科醫師打來的，醫師直截了當地說：「安迪，你得了腫瘤，大部分是在右邊，左邊只有一小塊。是中度開放性的。」「只有一點點擴散。」整個談話就是說出事實，而不像在討論化驗檢查的結果，譬如說，確定是不是患了化膿性喉頭炎等。

　　其實我們並不是在討論化膿性喉頭炎，而是在討論前列腺癌。事情是這樣開始的：

　　我最初的前列腺特異型抗原（PSA-PROSTATE SPECIF IC AXTIGEN），在一年以前，當我的二十年的家庭醫師退休的時候，是在1994年的秋天，我的新醫生對我做了全身體檢，以建立基本資料。體檢包括驗血分類。除一個項目外，其他都在正常範圍之內，這個名為前列腺特異型抗原（PSA）的檢查，報告顯示結果是5。按照化驗室內一般健康的狀況，電腦可接受的範圍是0到4。

　　我並不知道這個檢驗是什麼，以前也沒有做過。醫師的評定是「稍微大了一些，但是可能無礙，我建議你去看泌尿科醫師。」我把這個問題拖延到幾乎忘了。然而，我偶然向我女兒提及此事，她是一個保健人員，將此事轉告一位醫生朋友。真是無巧不成書，

那位醫生朋友當時正在出版一篇有關用PSA檢驗篩檢應該贊成或反對的文章。

就這樣，因我的病而捲入一場現代醫學狂烈的紛爭之中。簡言之，所謂PSA檢驗，就是度量正常前列腺與其癌組織所分泌出來的物質。健康的腺體，是不會有物質分泌的，而上升的PSA數值卻能透露前列腺癌的內情。

一個有較高PSA的人，表示可能患有癌症，將會使他進入一套愈來愈複雜的診斷檢驗，來確證是不是患了癌症。如果是，則病人必須選擇下一步該如何做。但沒有一項治療可以持久不變，它們都有些副作用，產生不舒服，或者更甚者，如尿失禁及性無能。

總之，按我女兒的朋友的說法，前列腺癌並不一定是要命的。驗屍報告中差不多二分之一死於其他疾病的男人都有前列腺癌。

在1995年初，我要出城去度過安息日，計畫在山上一個月的時間滑雪及寫一本書，過不久，PSA的問題再度出現在我的意識之中，用我手上的電腦，開始查詢「電腦服務」中的資訊，一找就在前列腺癌論壇中看到病患與家屬間之交談；互相問答的每一則信息中，都會提到PSA一詞。

我也在論壇中，看到一篇文章，是由史丹佛大學

泌尿科主任湯瑪士‧A‧史特米所寫的，我把它印列出來，從頭至尾細讀。

我找到了一些基本事實，例如：在1994年，約20萬男人診斷患有前列腺癌，預料其中有3萬8千人將因此而死，在男性癌症死亡原因中高居於第二位，僅次於肺癌。我以為大多數的前列腺癌患者，還沒等到前列腺癌致命時，他們已因別的病而死了。這對我毫無鼓舞，因為我僅58歲，其他各方面都非常健康，對這種解說，已不能揮去我所受的威脅。

接著論文講述治療的選擇，我女兒的朋友說對了，它們都是一些空談，最普遍的說法是用手術將腫瘤割掉，也就是將整個前列腺割除。這是大手術，復原期很長，並且副作用很大，很不舒服。我又讀到一個客機駕駛員的告白，他是開過刀的，他說苦不堪言，聲稱那手術毀掉了他的健康、他的職位、他的婚姻，以至他的生活，他心灰意冷。

但是我所吸收到的事，是PSA是腫瘤指標的概念。好像是腫瘤愈大，則PSA愈高，我的PSA是5，約一塊方糖大小。我一想到體內有一塊方糖大的腫瘤，就不寒而慄。我又看到一本書，是一位病人同他的醫生合著的，可讀性很高，對不同的治療，都作了有系統的徹底檢討，卻無評論，這種對治療方式不評述孰

好孰壞的文章，本身就有矛盾。

　　我回醫院再做了一次PSA檢驗，我很懷疑，檢驗真有那麼精確？我將我的血液送到兩個不同的化驗室。很不幸的是，我所盼望能有很大不同的結果，並沒有出現，一個是6.0；另一個是6.1。這表示那塊方糖在長大。

　　這兩個檢驗使我不敢再耽擱。我向泌尿科醫師做了預約，他首先用手指觸診我的前列腺（DRE肛門指診），但是他沒有感觸到什麼，再做了活體組織檢視，檢視結果是陽性（癌症）。因此「安迪，你得了腫瘤」的對話就開始了。

　　我再去看泌尿科醫師，說明我可有的選擇，外科手術，放射治療，冷凍手術（將腫瘤凍結而毀掉），最後一個方法是什麼都不做，聽天由命吧！他說，按我的病情，「外科手術應能將腫瘤去掉」，而其他的方式，則我能治癒的機率較低。然後我到醫院作了兩次複雜的檢查，第一次是骨骼的掃瞄，一具機器對我的身體掃瞄，以確定是否有（癌症）轉移跡象，即前列腺癌轉移到骨骼上；第二是MRI檢查，是冗長而不舒服的檢查，尋找已轉移至腹內的證據。兩次都是陰性，但我有一個印象，沒有一次的靈敏度是夠的，所以極有可能，有疾病但是沒有找出來。我需要知道的

更多，因此我打電話給一些醫生朋友，他們回話告訴我一些不同醫療方式有名的的專業人員。我也決定重新溫習我的研究專業，直接去研讀那些原始文獻，從我買回那些前列腺書籍的書目中，列出第一批書目，我太太就去史丹佛借出這些書，我的生命又進入了另一個歷程。

白天，我安排約會。夜晚，我就閱讀科學論文，勾勒一篇論文的重點，再與另一篇對照。當我注意到另有意義的資料時，我太太去圖書館借用它們。這些作業，喚回了我的年輕時代，我在半導體的領域中，正是這樣做的。

同時，生活仍是照常，我得專注於工作，其實那真是好事，因為這樣，我在做我的研究發展時，才不會想到癌症。但要睡覺時，卻痛苦了。

幸運的是，前列腺癌是長期漸進的，我的體能仍如以前一樣，能負擔額外的工作。開始時，文獻使人眼花撩亂，但是當我讀得愈多，也就愈明白了，正如同三十年前，我學習矽晶體物理學的情況，這倒使我對這一程序，有一種彌覺珍貴的奇特感受。我回想到當第一次走進醫院中放射腫瘤科的門時，我內心所引起的疙瘩，那時真喪氣極了。

一批批的約會，一批批的文獻，我作了許多電腦

化的查詢，我又得到大批在過去六至九個月所寫的論文──換言之，這些是寫在我的參考書出版之後，其中有些成為最有意義的論文。這個領域起飛了，不只是新工作、新發現，並且也有新矛盾。

每一種醫療專業──外科手術、冷凍手術，不同的放射法，都各自偏愛自己的方式。我也聆聽了一卷很長的名叫「前列腺癌大公開」的錄音帶。內容很充實，但是意見正反都有，作為一個病人，如果將自己的生命與幸福依靠著這些人的會議，我想我應該靠自己去加以比較為上。

現在，我學到最重要的事，是使用PSA檢驗，重新定位整個前列腺癌的研究領域，PSA的應用為時不到10年，這一應用使得每一人事都與時俱進。標準的是：PSA檢驗可以顯示出前列腺癌的罹患，比其他方式診斷出的結果早達五年。不僅可以早些治療，同時自科學的觀點而言，也有重要的後果，現在我們運用PSA檢驗，知道更多不同治療的效果，亦可尋找病症的再發。過去用指觸法須花10年以上的時間，才能發現病的再發。

既然PSA一開始就加速發現了腫瘤，就有機會較以前更早來治療腫瘤，有一位醫師告訴我，如果在PSA很低時就開始治療，基本上所有的治療方式都很

有效。相反的，當PSA高時，沒有一個方式是好的
了。作為腫瘤大小的標誌，高的PSA，即指腫瘤是大
的，大的腫瘤常常是擴張到前列腺之外，而到了身體
的其他部分，則開始癌症轉移了。

　　了解到此我震驚了，我曾作過前列腺超音波檢
查，以查察腫瘤的形狀與大小，大多數的超音波機器
所得結果都是模糊的，這結果使人們不認為它是診斷
的工具。但是我的檢查是在大學醫院做的，有很精良
的機器，由專家解讀，應該是有很明確的結果。在我
的病情上，可能已有60％的可能腫瘤已穿透前列腺包
囊，我很鬱卒。

　　我看到最重要的一篇論文，是一群約翰荷普金斯
醫生在觀察10年約700個病人外科手術結果的最新研
究，在這研究中，他們串連了醫療中心的結果——以
及病理學者在外科手術標本中所發現的狀況，然後用
圖表顯示。這些圖表很有用處，馬上就可看出任何結
果，並且評估個人癌症發展的可能性。我的PSA為6，
其腫癌大部分是在半邊前列腺中，活體組織切片為中
度發展性，當我在圖表中查看這一套醫療中心的結果
時，它顯示我的腫瘤超過前列腺包囊的機會大約是60
％。

　　這些在那一群醫師的論文都有提供，並且說明再發的機會，在外科手術前已經可以預測，不管病人是如何篩選，不管主刀醫師是否為全國第一名，當PSA顯示上升，病即將重發。腫瘤若完全在前列包囊之內，再發率很低；穿透包囊的較高；如果穿透並侵犯到附近的器官，就更高了。這樣，我瞭解了以前被告知的話語：「開刀（其他方式也是一樣），在低PSA時較好。」

　　就我的病情來說，如果沒有穿透包囊，而又有頂尖高手開刀，在10年之內，我只有15％再發率；如果凸透包囊，則在10年之內，有60％再發率，我是後者。

　　接著是副作用的問題，那駕駛員在電腦服務中所指出的，手術後結果都很壞，但醫師說，不見得那樣壞，是因人而異，但大多數的病人都對尿失禁與性無能表示悲觀，這使我要檢討其他的治療方式。

　　其他主要的是體外放射治療。外科手術是將腫瘤與其餘的前列腺一起割去，而放射治療則是選擇摧毀癌細胞而不太傷及正常細胞，除醫療效果外，副作用也較小。

　　大多數的泌尿科醫師都有外科手術最好的主見，放射治療的效果就很難論斷。年輕、身體較健康，腫

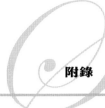

瘤較小的病人則篩選作外科手術治療，其他則用放射
治療。

　　但是，近年來，有許多較低PSA的病人也選擇用
放射治療，其結果用放射治療，也會較好。我看過一
篇放射治療結果，及論到與病人最初PSA的研究，將
外科手術與放射的數據加以比較，將病人最初的PSA
盡量配對，則治療後5年內的結果差異不大。

　　在我過去研究半導體裝置時，我會將別人以前公
布的與我的結果相比較，然後指出不同點，但是醫務
的專業人員，則只自顧自的發表，就是在同一領域
中，也不與別人比較，更別論與其他領域了，但我要
繼續交互比較。

　　我讀過另一種放射治療法，將放射性的種子直接
種植到前列腺內而產生放射治療。其實這並不是新穎
的主意，早在幾十年曾用過但放棄了，因為結果不
良。問題在種子的不均勻，以致有「冷落區」，使腫瘤
不能根除。

　　但是到了最近，這一方法已精鍊化了，用超音波
機，種子可以非常均勻一致，而將「冷落區」減至最
小最少。種子留在身體內，繼續發出放射線6至9個月
之久。之後，種子雖可長期留在原處，但放射線卻沒
有了。這種種子式治療，通常稱之為近接治療，過去

是併在體外放射治療之中，只是要其包容性的完整，而不顧種子可移入前列腺體內，予以放射治療的事實。

雖然在我的參考書上找到了短期治療的資料，但卻不能找到相關的論文，我打電話給放射性種子製造支援部門，並收到大量資訊，其結果看起來至少5年是很好的，技術人員也給了我一些有關從業人員的姓名。然後，在我研究這些資訊時，一篇完整的論文發表了。它包括用合併種子與外部放射治療的數以百計的病人的10年資料。與其他論文不同的是：本論文確確實實比較了它與最好的外科手術的結果。基本上兩者非常非常類似。

使情形更複雜的是我的一位醫生朋友，將一篇即將提報告之論文摘要傳真給我，描述了另一種技術，是種子方式的變形，名為高劑量率放射治療，這種技術是將高放射性的種子連接在一根線上，經由許多中空的管子不時變換的插入病人的前列腺內，治療時，病人只需要作局部麻醉，這種治療，比正規種子要好得多，副作用更少。

我深深感覺到這兩套數據顯示，再發情形並不在前列腺本身，而在遠離前列腺的別的部位。這說明組合放射治療，對根除前列腺內的腫瘤非常有效。如果

腫瘤能躲開治療，則不論那一方式，都不能期盼有效。

在西雅圖我去看兩位開業醫師非常好的治療結果。一位是將種子留在身體內，另一位則是先插入然後移去，高劑量率的放射治療大大的吸引了我。很明顯地，這可用電腦計算出來，放射性的種子該留在前列腺內多久時間，使放射量與腫瘤的大小、形狀與位置能精確配合，例如：我的腫瘤大都在前列腺的右邊，多量放射線便可直指向該部位，而不將整個前列腺暴露在高量射線下，因而受害，這是一個可因人之病情而計劃的技術。

醫師稱高劑量率放射治療為「精準炸彈」，而外部放射治療與種子植入式治療則為地毯式轟炸。這一差別非常重要，因為副作用之所以產生，都是將鄰近的器官暴露在放射線之下。理論上，如果只有腫瘤受到密集放射線，而其他器官則少至最低，治療效果當然最好，副作用也就最小了，而事實也符合這位醫師的結果。我在他的診療室，聽取他的技術宏論，即轉問說，「如果你患了我所患的病，你會做什麼呢？」他遲疑了一下，然後說：「我可能會動外科手術，」我滿懷著迷惘走了出來。

　　還有另一種治療可以考慮：冷凍外科手術，它不是將腫瘤割掉，也不是用放射線將其摧毀，而是將病人麻醉後，將液化氮充在小線管內，將腫瘤冷凍，我不知其效果的確切數據，但是它的副作用很壞，所以不行。

　　放射治療與外科手術治療之前，都可用使腫瘤縮小的抑制性荷爾蒙治療，而加以改善。縮小了的腫瘤便能容易割除或摧毀，既然荷爾蒙能有助於外科手術治療及放射治療，我便在「精準炸彈」醫師的建議下，開始服用荷爾蒙，其中荷爾蒙也有副作用，但是暫時性的，我有輕微拉肚子，及性趣缺缺。

　　同時，我也繼續訪問了三位很有名的外科醫生，他們都極端的反對組合放射治療，或任何所謂的放射治療，其中有一位說，這會需要人工肛門製造術；另外一位則說：這些治療後都不會使PSA值為零，不會像成功的外科手術，有一樣好的結果。我迷惑了。既然有些PSA是前列腺組織本身所產生的，及放射治療未能損毀前列腺組織，為什麼到頭來，病人經過治療後，仍PSA過高呢？彼此間的對話如此尖銳，我的問題也就得不到回答了。

　　為了答案，我打電話給「精準炸彈」放射治療醫師，使我吃驚的是：他對這一爭論，竟是以非常公

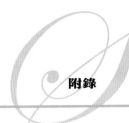

平、毫不激動的態度對待之。他舉例說，他從未見過需要做人工肛門的病例，他推測在極早期，當過分使用放射治療在直腸時，可能發生過。但他向我保證，用他的技術，是可以避免的。

這好像很中聽，可是我還有最後一個問題，「為什麼你對自己卻用外科手術治療呢？」他想了一下，最後他說：你是知道的，所有受過醫療訓練的人，他們所聽到關於前列腺金科玉律的治療方式，就是外科手術，我想它仍會左右我的思考。」

我繼續我的研究，並與接受過不同治療方式的病人交談，其中有兩人曾受過「精準炸彈」過程。我前後與15位醫師及半打病人談論過，此後我獲得的資料卻相同了。明顯的，有些癌症在治療後，隨著時間過去，又會重發。每一種治療再發範圍的變化是很大的，同時也好像是不論何種再發病症，都是漸漸發生的，如果在5年內的結果較好，則在10年內也會較好。

無論採取那一種方式，現在是決定的時候了。

1995年7月，我同太太及幾個朋友作了一個星期的腳踏車旅行，幾個小時的騎車，可以使你的思考遨遊，以及使人不會去思考數據，對個人健康是有益的，我首先在腦海裡準備了一份「優劣比較表」，然後寫在紙上，大約如下：

贊成外科手術：

△這是標準方式，大家都公認較好的答案，他們會錯嗎？

△如果腫瘤確實在前列腺內，這方式很好。

贊成種子加放射治療：

△好像較少併發症，不會失禁與性無能，至少較易完成。

△如果腫瘤已穿透前列腺，放射治療可能仍會到達，因為外部放射治療的範圍大於前列腺。

我看著這張表來作結論：如果我的腫瘤完全在前列腺內，我願意接受外科手術；否則，我應該接受聯合放射治療。數據顯示，我的機會均等。

醫師們反對放射治療的論點之一為長期的後果：也就是10年以後將不如外科手術，這一點數據上並未顯示，我的病情數據，最長不到10年，我認為聯合放射治療最適合我了，不需要接受許多治療。

在商業上，我有一個規定：看看過去10年發生了些什麼，想想未來10年會發生些什麼？PSA是在過去10年發展的，現在已經轉用到治療前列腺癌了，我推斷未來10年將會有大事發生。

但是，基本上這得要聯合放射治療的效果能與外科手術相提並論，但是外科醫師說不能，放射科醫師

怯怯的說「可以」。我再看看我的圖表，表中顯示結果相同，種子治療還略勝一籌。

我決定了，我要用高劑量率放射治療。

「精準炸彈」醫師說，如果我能作一個特別比我以前作的敏感得多的MRI，便會有助於他來瞄準武器，我很幸運，大學醫院也是將化學品注入病人的血脈中，使與MRI的磁場交互感應，而在前列腺的形象上，以一群紅點顯示腫瘤影象，我對這一技術很害怕，我能確切看到腫瘤的所在，但也使我安心了，因為沒有證據，腫瘤已穿出包囊，大小約一塊方糖大。

一個星期二的早上5:30，我向醫院報到。與一般門診病人一樣，躺在輸送帶上，答覆護士的問題，量體溫、抽血液等。

在這些程序的末了，他們在我的前列腺上插入16支中空的很細很細的針，這程序是由放射科醫師與泌尿科醫師共同完成的。

我清醒後，被推入斷層掃描室，再一次檢查針的安放情形，後來我自己也在底片上看到體內平行的針的排列情形，醫師繼續作放射治療分析。有了我的前列腺與腫瘤的形狀與大小，及針的配置，他們就必須算出放射性種子進出及經過每一支空心針的時間，運用特殊的MRI，一切都方便了。放射治療的計畫師，

能以在MRI上所看到的腫瘤的形狀，作為他們計算的依據。

　　兩個看起來不像是醫師的年輕小夥子作計算工作，他們看起來好像能設計英代爾的磁片，計算進行不停，我毫無誠意的問：「你們用那一種電腦？」他們很正經的回答，他們在用286，那是我們13年前推出，而4年前已經停止生產的東西。

　　在隨後的48小時內，我在輪椅上，共前後進出放射治療室四次，每次一部機器人式的精巧機器將放射性種子經過針的管道，一支接一支的放入，最後完了時，將針都拔出，第二天我搭飛機回家，第三天，我就回到辦公室上班。

　　雖然我有三天沒工作，但以後的幾個星期，一切都恢復正常了。接著外部放射治療階段開始了。這一後續的放射治療，是作28天每日一劑，每天僅花費幾分鐘。

　　每個工作日早上7:30，我到本地醫院就診，接受放射治療，這一療程為時約一星期。正如醫師的預期，下午我感到很疲倦，我設法解決下午疲倦的問題，以前平常我是6:30到7:00下班回家，現在改到4點，回家後，小睡1個小時。起來後，打開家裡的電腦，在家裡，把當天的工作完成。

在有下午會議的日子，我就住進附近的一家旅館，作一小時的小睡，如是我便能提振精神與體力。

使我困擾的是：我的體重增加了，可能是因為我改變了我的飲食，我不能吃粗糙的食物，因為它會衝擊我的胃腸，改吃精細的食品後，五個星期內，我的體重增加了三、四磅，是夠多了。

28天過去了，我都完成了，不再注射荷爾蒙，不再放射治療，不再小睡，在大約一個星期後，我開始再吃蔬菜，原來增加的體重也減掉了，回復我的正常精力。回復正常精力是最重要的了。結束放射治療的三個星期後，我已經排定了計畫要在瑞士日內瓦向95世界電訊大會作主調演講。需要準備講詞，而講演是我的事業最高寫照，在95世界電訊大會與其他活動的中間，我花了兩個星期在歐洲旅行，我的精神體力都很好，一切好像恢復了正常。

但是並不完全，就在放射治療完了之後，我去檢查了我的PSA。這是第一次作一系列將來是否會重發病的檢查，雖然結果很好，但是在情緒上，至少會提醒我，一切是不會完完全全再正常了。

自此以後的半年，又作了三次PSA檢查，我的一切生活一如往昔，但是，我有定期要面對PSA檢查的恐懼，雖然最近的三個PSA檢查都非常好，但是我知

道我今後的歲月，將永遠被這一恐懼所打擊。

我走過了我的前列腺癌之後，獲得一些結論。

首先，腫瘤會生長。有時長得快，有時長得慢，但是一定會長，我認為應該在早期以你相信的最好方式，予以重擊。以我的病情，則是荷爾蒙，高量劑種子植入放射治療與外部放射治療的聯合方式，別人如杜爾參議員與史瓦茲可夫是採用外科手術。如果我的好友們，不幸也患了此症，我的忠告是：研究、選擇、實行治療，愈快愈好。現在就要積極，時不我予。

雖然有各種論調，但PSA檢驗卻是天賜之物。它們是除了不患前列腺癌外，最好的東西了，因為PSA能在較早期顯現前列腺癌的信號。

我深深感覺到，如果你是一個中年男子，應該現在就做定期檢查，我甚至認為檢查的頻率最好每年一次，你應該知道自己的PSA值，如同你的膽固醇值一樣。務請記得，它是一個指標。PSA值所告訴你的，就是要及早採取行動，不可置之不理。

我將我所遭遇到的，與我就此所學到的和我的朋友與同僚分享。我得知其中有三人有較高的PSA值。他們只是在焦慮與不安中打轉，而未採取任何行動，我有另外一個友人，他的兩個親戚都得了前列腺癌，

這就更增加了他得前列腺癌的機率，但是他還是沒有作PSA檢查。當我在工作的會議中，看到一群與我年齡不相上下的男子，我真想向他們大聲疾呼：「你們這些人知不知你們的PSA值是多少呢？」

在這種情況下，沒有好的把關，你的一般內科醫師是顧不了的，前列腺癌是一門既複雜而又會變化的專業領域，也不是一位泌尿科醫師顧得了的。泌尿科醫師自然而然的傾向外科手術，可能是因為泌尿科醫師本身就是外科醫師，外科手術是他們知道得最清楚的了，其他的治療只是作作實驗吧，即令也有許多數據。我檢討這些數據，獲得一個結論：有許多很有遠景的替換方式。

這整個的事情喚起了我不愉快的感覺，發生在我第一次尋求忠告之時。其實這種本位主義的情形，何處不然。而我採取的是自己的通識工作，我必須將這一高度的管理工作，放在我自己的手中。相同的，在有關前列腺癌的醫務結構下，那也就是病人唯一可望的選擇。我們應該好好的照顧我們的生命。

我的總結是：研究事情不要把任何一個建議奉為圭臬，初有疑義者，應該先了解你的病情，那會告訴你許多你的情況，事實上，我認為泌尿科醫師應該將那些研究的圖表張貼在每一個診療室的牆上。它們應

被視為前列腺癌患者權利宣言中的出發點。

　　據我看來，正確的答案僅能由執行醫師在各種不同的治療中，將所獲得結果加以比較而得到。這最好是由多種訓練以達成，坦白地說，我對所遭遇到這些醫生，印象不深。

　　在我自「電腦服務」中所讀到的史坦米醫師的論文，他說：「當面對一種你不能了解的嚴重疾病時，（我們每一人）都變成小孩一樣了，害怕、盼望有人能告訴我們該如何做。如果一個外科醫師能毫無偏見的根據或不根據最好的客觀資料，向前列腺癌症患者陳述所作選擇，這是外科醫師受人敬畏的責任，」我想，要達到這一理想，我們還有一條很長的路要走。

編輯後記
傳遞面對疾病的勇氣

　　書的出版，除了持續董氏基金會葉金川執行長將疾病介紹給民眾，關照自身的健康外，也是紀念嚴道董事長生前對抗這個疾病的勇氣。

　　去年（西元2002年）十月初，家父因血尿進入台大醫院徹底檢查，動機是因為嚴道董事長在心肌梗塞而過世前一個月，曾撥了通懇切督促的電話給我的爸爸，告誡對排尿異狀原不以為意的他要徹底檢查。在那通電話上，董事長分享他多次膀胱鏡的檢查經驗——面臨有些擔心、害怕、局部麻醉後手術過程沒有任何疼痛感覺，及對蒲永孝醫師的全然信任，也讓家父有具體的行動意念，開始積極地檢查，確定是初期的膀胱癌，而進行完整的治療及癒後的定期追蹤。

　　我身為一個患者的家屬，當乍聽疑似前列腺肥大、膀胱癌時，第一個反應是：那是怎麼回事，為什麼會這樣，該怎麼辦……，當下真希望能有本專書，可以讓我了解這個疾病。

　　在很短的時間裡，除了詢問其他醫生朋友，也從電腦網路搜尋相關各種片段資料，希望這些相關資料

能提供更多處理、治療的方式，解決問題。那陣子，我每天一醒來就衝到台大醫院病房，等待蒲醫師早上7：30的巡房，仔細聆聽每個由他口中說出來的任何說明、注意事項或指示。

　　我的爸爸、媽媽退休前曾是醫院檢驗師及護士，深知醫療的極限與意外狀況的可能機率。但蒲醫師肯定的語句，一句「該怎麼辦就怎麼辦」，卻很具安定的指引效果。他總是對接下來的步驟做一些說明，也不輕易臆測結果，不單只相信科學儀器的顯示，同時加上自己經驗後的判斷，這時我也才真正體會嚴董事長和嚴媽何以如此信任他。縱使蒐集了一堆關於膀胱癌的資料，陪在爸爸病床邊努力研讀，蒲醫師下午巡房時，提供他自己整理建議的一份2頁的疾病與飲食注意事項，都有如獲至寶的感覺。也想起8年前嚴董事長，在獲悉自己病況已是前列腺癌末期時，同樣對這個疾病資訊的大量蒐集。他在Fortune雜誌上，看到一篇關於Intel公司總裁Andrew Grove（安德魯‧葛洛夫），在58歲盛年時罹患前列腺癌的報導，激勵他決定仿效這位以研究半導體的精神研究前列腺癌的勇者。

　　他在取得Andrew Grove本人同意後，將他研究心得寫成的報告譯成中文，刊在當期董氏基金會出版的

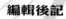

《大家健康》雜誌，獲得許多回響。記得嚴董事長在回顧時，自己說到：「許多老年人特地來基金會看我，他們除了表達謝意，還深入和我討論前列腺癌這個疾病，讓我那段時間忙死了」。

當和蒲醫師談到為民眾的疾病預防教育出書，特別是想要紀念嚴董事長積極在這個疾病上的奮鬥時，他一口答應，那時我們站在他熟悉的台大C棟11C泌尿科病房電梯附近的迴廊，隔著大玻璃窗外是晴空，他回憶：「在嚴董事長身上看到許多治療上的奇蹟，他自願當實驗的小白老鼠，全然配合嘗試新藥，一些藥在別的病人身上不見得有效，卻在嚴董事長身上看到療效。我並不排斥其他另類治療，但需有進一步的驗證及選擇，如果有一種療法宣稱100%有效，那肯定是絕不要相信」。

本書的撰寫，蒲永孝醫師多數是犧牲休閒假期或是在門診、教書、研究、開會之餘挑燈夜戰，在此要謝謝他的願意。也謝謝記者林偉文在這個議題上的研讀，配合在稿件上全力以赴地整理，及執行編輯蔡大山的編潤，才得以於嚴董事長逝世週年前夕，順利成書。

有時失去嚴董事長的悲傷是很難清描淡寫的，還記得去年7月中，他將過農曆82歲生日前，他有點憂心地跟我說，他的PSA指數已上升到1800，他說：「又得去徹底檢查看看怎麼回事。」

「那可以再試試別的新藥！」我寬慰他說。

「已經沒有新藥了……，不過可以再試以前有效的舊藥，妳不要擔心。」

這就是我們的嚴董事長（嚴老爸、Daddy、嚴爺爺……），總是在你以為絕望時，又峰迴路轉……。編輯這本書，懷抱著對他深深的懷念，也是希望傳遞那股面對疾病的勇氣。醫學仍有許多探索與未知的領域，而我們一般民眾能做什麼呢？認識疾病、及時治療、信任專業，這是他教我的。

董氏基金會大家健康雜誌總編輯

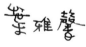

國家圖書館出版品預行編目資料

男人的定時炸彈：前列腺＝Prostate／蒲永孝著.
--修訂一版.--臺北市：董氏基金會, 2005〔民94〕
面；　公分

ISBN　957-41-2986-1（平裝）

1.攝護腺—疾病

415.818　　　　　　　　　　94013687

男人的定時炸彈—前列腺（修訂版）

作　　　者 ◎ 蒲永孝

發 行 人 ◎ 黃鎮台

執 行 長 ◎ 周逸衡

總 編 輯 ◎ 葉雅馨

執行編輯 ◎ 蔡婷婷、吳珮嘉

廣告行銷 ◎ 楊育浩

美術編輯 ◎ 張佑全、莊士展

- -

發行單位 ◎ 財團法人董氏基金會

　　　　　　地址：台北市復興北路57號12樓之3

　　　　　　電話：02-27766133#252　傳真：02-27522455

　　　　　　郵政劃撥：07777755　戶名：財團法人董氏基金會

法律顧問 ◎ 志揚國際法律事務所吳志揚主持律師

製版印刷 ◎ 彩峰造藝印像股份有限公司

- -

定價 ◎ 新台幣220元

修訂一版 ◎ 2005年8月

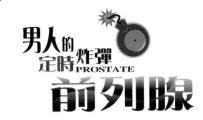

廣 告 回 信
台灣北區郵政管理局
登 記 證
北 台 字 第 1 2 4 3 8

10559
台北市復興北路57號12F之3
大家健康雜誌 收

讀者服務回函

感謝您不吝指教，只要您填妥以下問題，寄回《大家健康》雜誌（免貼郵票），您即可參加專為您設計的各項回饋優惠活動。

◆ 姓名：＿＿＿＿＿＿　　◆ 性別：□ 男　□ 女

◆ 年齡：＿＿＿＿＿　　◆ 教育程度：＿＿＿＿　　◆ 職業：＿＿＿＿

◆ 電話：＿＿＿＿＿＿＿＿＿＿＿＿＿＿＿＿＿＿＿＿＿＿＿（請留白天聯繫電話）

◆ 地址：＿＿＿＿＿＿＿＿＿＿＿＿＿＿＿＿＿＿＿＿＿＿＿＿＿＿＿

◆ 您從哪裡購得本書：＿＿＿＿市／縣＿＿＿＿書店　□郵購 □其他＿＿＿＿

◆ 您對本書的意見：

內　　容：□ 滿意　　□ 尚可　　□ 應改進

編　　輯：□ 滿意　　□ 尚可　　□ 應改進

封面設計：□ 滿意　　□ 尚可　　□ 應改進

價　　格：□ 滿意　　□ 尚可　　□ 應改進

◆ 您的建議：＿＿＿＿＿＿＿＿＿＿＿＿＿＿＿＿＿＿＿＿＿＿＿＿＿

＿＿＿＿＿＿＿＿＿＿＿＿＿＿＿＿＿＿＿＿＿＿＿＿＿＿＿＿＿＿＿＿＿

成爲《大家健康》雜誌訂戶享有的好處

1 公益輕鬆做

《大家健康》是董氏基金會對外發行的雜誌，訂閱《大家健康》就是間接參與公益活動，就是給董氏基金會一份愛的肯定和支持。

2 健康有保障

《大家健康》是一本適合學習自我保健的健康雜誌。每期內容豐富，有「封面人物」、「封面主題」、「特別企劃」、「優質醫療」、「心靈活水」、「健康新知」等單元，完整詳細的健康剖析，讓你健康有保障。

3 購書有特價

只要成為《大家健康》訂戶，訂購董氏基金會、大家健康雜誌系列叢書，均享有8折優惠，及不定期特價優惠通知。

※ 您可以使用下面的信用卡訂購單訂閱，填妥後回傳董氏基金會（02）27513606即可。亦可使用劃撥方式，劃撥帳號：07777755，戶名：財團法人董氏基金會。

《大家健康》信用卡專用訂購單 Health For All

□ 是的，我要訂閱一年期《大家健康》，優惠價700元。
■ 免費加送贈品乙份。（依訂閱時間，該期間所提供的贈品為主）

※訂閱者資料（本表格只限於訂閱大家健康及信用卡授權申請，過程絕對保密，請安心使用）

■ 姓　　名：　　　　　　　　　■ 電話：　　　　　（請留白天聯繫電話）

■ 收件地址：

■ 信用卡別：□ VISA　□ MasterCard　□ 聯合信用卡　□ 其他

■ 信用卡有效期限：西元　　　年　　　月　　■ 發卡銀行：

■ 卡號：　　　　　　　　　　　　　　■ 卡號簽名欄末三碼

■ 簽名：　　　　　　　　（同信用卡上簽名）

讀者服務專線：02-27766133#252　　傳真訂購專線：02-27513606